LANGAGE et LITTÉRATIE chez L'ENFANT

en SERVICE de GARDE ÉDUCATIF

Collection ÉDUCATION À LA PETITE ENFANCE

dirigée par Pierre Toussaint, Nathalie Bigras et Caroline Bouchard

Le développement global de l'enfant de 0 à 5 ans en contextes éducatifs
Caroline Bouchard
2008, ISBN 978-2-7605-1550-5, 486 pages

Les services de garde éducatifs à la petite enfance du Québec
Recherches, réflexions et pratiques
Sous la direction de Nathalie Bigras et Gilles Cantin
2008, ISBN 978-2-7605-1548-2, 254 pages

La qualité dans nos services de garde éducatifs à la petite enfance
La définir – La comprendre – La soutenir
Sous la direction de Nathalie Bigras et Christa Japel
2007, ISBN 978-2-7605-1495-9, 210 pages

Fondements et pratiques de l'éducation à la petite enfance
Micheline Lalonde-Graton
2003, ISBN 2-7605-1264-1, 246 pages

PRESSES DE L'UNIVERSITÉ DU QUÉBEC
Le Delta I, 2875, boulevard Laurier, bureau 450
Québec (Québec) G1V 2M2
Téléphone: 418-657-4399 • Télécopieur: 418-657-2096
Courriel: puq@puq.ca • Internet: www.puq.ca

Diffusion / Distribution:

CANADA et autres pays
PROLOGUE INC.
1650, boulevard Lionel-Bertrand
Boisbriand (Québec) J7H 1N7
Téléphone: 450-434-0306 / 1 800 363-2864

SUISSE
SERVIDIS SA
Chemin des Chalets
1279 Chavannes-de-Bogis
Suisse

FRANCE
AFPU-DIFFUSION
SODIS

BELGIQUE
PATRIMOINE SPRL
168, rue du Noyer
1030 Bruxelles
Belgique

AFRIQUE
ACTION PÉDAGOGIQUE
POUR L'ÉDUCATION ET LA FORMATION
Angle des rues Jilali Taj Eddine
et El Ghadfa
Maârif 20100 Casablanca
Maroc

LANGAGE et LITTÉRATIE chez L'ENFANT en SERVICE de GARDE ÉDUCATIF

Sous la direction de
Annie Charron,
Caroline Bouchard
et Gilles Cantin

Préface de
Monique Brodeur et
Catherine Gosselin

2010

Presses de l'Université du Québec
Le Delta I, 2875, boul. Laurier, bur. 450
Québec (Québec) Canada G1V 2M2

Catalogage avant publication de Bibliothèque et Archives nationales du Québec et Bibliothèque et Archives Canada

Vedette principale au titre :

Langage et littératie chez l'enfant en service de garde éducatif

(Collection Éducation à la petite enfance)

Textes présentés lors d'un colloque tenu le 7 mai 2008 à Québec, Québec, dans le cadre du 76e Congrès de l'ACFAS.

Comprend des réf. bibliogr.

ISBN 978-2-7605-2350-0

1. Arts du langage (Préscolaire) – Congrès. 2. Enfants – Langage – Congrès. 3. Lecture (Éducation préscolaire) – Congrès. 4. Écriture – Étude et enseignement (Préscolaire) – Congrès. I. Charron, Annie, 1978- . II. Bouchard, Caroline, 1975- . III. Cantin, Gilles. IV. Congrès de l'ACFAS (76e : 2008 : Québec, Québec). V. Collection : Collection Éducation à la petite enfance.

LB1140.5.L3L36 2009 372.6'049 C2008-942452-2

Nous reconnaissons l'aide financière du gouvernement du Canada par l'entremise du Programme d'aide au développement de l'industrie de l'édition (PADIE) pour nos activités d'édition.

La publication de cet ouvrage a été rendue possible grâce à l'aide financière de la Société de développement des entreprises culturelles (SODEC).

Mise en pages : Infoscan Collette-Québec

Couverture : Richard Hodgson

1 2 3 4 5 6 7 8 9 PUQ 2010 9 8 7 6 5 4 3 **2** 1

Dépôt légal – 1er trimestre 2009
Bibliothèque et Archives nationales du Québec / Bibliothèque et Archives Canada
Imprimé au Canada

Préface

Le développement du langage et l'apprentissage de la littératie revêtent une importance cruciale pour les enfants. En effet, nombre d'études ont démontré que les capacités langagières, à lire et à écrire, s'avèrent essentielles pour réussir à l'école et s'adapter pleinement à la société. Or différents facteurs peuvent entraver le développement de ces capacités, et ce, dès le tout jeune âge. Alors que la société mesure mieux que jamais les effets néfastes du décrochage scolaire sur l'accomplissement des personnes et leur contribution sociale, une voie d'action s'impose, méritant un engagement indéfectible et concerté des différents acteurs du milieu éducatif. Il s'agit de la prévention.

À cet égard, les services de garde éducatifs constituent un lieu privilégié où les enfants peuvent acquérir de façon ludique des habiletés de base susceptibles de contribuer à prévenir les difficultés en lecture et en écriture, et ainsi bien se préparer à l'école. Si l'on exclut le temps consacré au sommeil, les enfants passent quotidiennement dans ces milieux un nombre d'heures souvent supérieur à celui à la maison. Ces heures nombreuses, utilisées judicieusement, peuvent s'avérer précieuses pour leur développement.

Dans le contexte des services de garde, les personnes qui peuvent le mieux veiller à ce développement sont, hors de tout doute, les éducatrices. Celles-ci se voient donc confier un rôle important et exigeant à la fois. Selon les études sur le sujet, exercer un tel rôle requiert notamment de s'engager avec les enfants dans des interactions langagières de grande qualité[1]. Cela suppose que les éducatrices prennent conscience de ce rôle et décident de se former. Elles gagnent par conséquent à prendre en charge leur développement professionnel. Cette prise en charge peut se traduire par des activités de formation pouvant prendre la forme d'échanges avec des collègues ou autres collaborateurs, de lectures d'articles et de livres, de participation à des colloques et des congrès, de formations particulières, de même que de cours dans les collèges d'enseignement général et professionnel (cégeps) et à l'université.

Par ailleurs, en fonction des études sur l'attachement qui mettent en valeur le concept de sensibilité, il importe de rappeler l'importance pour les éducatrices d'établir avec les enfants une relation de qualité, afin de favoriser un attachement sécurisant. Cette sécurité de base est l'ingrédient essentiel pour amener les enfants à explorer et à découvrir le monde qui les entoure, notamment le langage (mots nouveaux) et la littératie (plaisir de lire et d'écrire). Elle constitue un facteur de protection important pour le développement des compétences langagières, cognitives, métacognitives et sociales. Les enfants dont l'attachement est sécurisant possèdent une meilleure connaissance des lettres et des chiffres en comparaison des enfants dont l'attachement est insécurisant. L'acquisition de ces compétences facilite l'apprentissage de la lecture lors des premières années scolaires. L'établissement d'une telle relation d'attachement suppose que les éducatrices se donnent des moyens afin de demeurer disponibles affectivement aux enfants, en accueillant avec sollicitude leurs initiatives et leurs questions, dans une perspective de réponse équilibrée à l'ensemble de leurs besoins. Pour être en mesure d'être attentives aux caractéristiques et aux besoins des enfants, les éducatrices doivent cependant l'être à leurs propres caractéristiques, besoins, valeurs et limites. En permettant aux enfants de s'amuser, de découvrir, de vivre des succès et de se développer, elles sèment de la fierté et de l'estime de soi positive, ce qui par ricochet s'avère très profitable pour les enfants et gratifiant pour elles.

---

1. <www.excellence-jeunesenfants.ca/documents/BulletinVol4No1mai05FR.pdf>.

Ces dernières années, dans la foulée de l'avancement des connaissances scientifiques et de la volonté de différents organismes de rendre ces connaissances disponibles pour la société, diverses ressources ont été développées en vue de soutenir les éducatrices dans leurs pratiques. C'est ainsi que la Fédération canadienne des services de garde à l'enfance et le Réseau canadien de recherche sur le langage et l'alphabétisation ont produit une trousse intitulée *Langage et littératie : Dès la naissance... et pour la vie* (2007). Cette trousse, disponible gratuitement en ligne[2], vise à aider les intervenantes en services de garde éducatifs à accompagner les enfants dans leur acquisition du langage, ainsi que leur découverte de l'univers de la lecture et de l'écriture. Elle comprend entre autres un sommaire de l'état des connaissances sur le développement du langage et de l'alphabétisation chez les jeunes enfants[3], ainsi qu'un cédérom présentant des ateliers de formation, des entrevues et des extraits vidéo sur les pratiques les plus efficaces.

Enfin, lors du congrès de l'Association francophone pour le savoir (ACFAS) en 2008, Annie Charron, Caroline Bouchard et Gilles Cantin, professeurs à l'Université du Québec à Montréal, ont organisé un colloque intitulé *Langage et littératie chez le jeune enfant en services de garde éducatifs*. Rassemblant un nombre important de représentants du réseau des services de garde, des cégeps, des universités et des ministères, ils ont créé un espace unique permettant des échanges entre ces différents représentants du milieu de la recherche, de la formation, des services et des décideurs. Les conférenciers ont présenté des études touchant les domaines de l'éducation, de la psychologie, de l'orthophonie, de la psycholinguistique, et même, de la musique. Charron, Bouchard et Cantin, par ce colloque, soulignent le potentiel des services de garde éducatifs pour soutenir le développement du langage et de la littératie, et prévenir les retards qui pourraient survenir à ce sujet. Ils reconnaissent également le rôle majeur que jouent les éducatrices auprès des enfants en services de garde. Enfin, ils relèvent la nécessité de la concertation des différents acteurs afin de progresser dans la définition d'avenues fructueuses, éclairées par la recherche. Cette capacité à rassembler chercheurs, formateurs, praticiens et décideurs autour des enjeux liés à l'offre de services de garde de qualité à la petite enfance, notamment à propos du langage et de la littératie, constitue une force remarquable chez cette équipe. L'ouvrage qu'ils nous livrent ici est composé de plusieurs des études présentées lors du colloque et enrichi d'autres travaux aux retombées scientifiques et pratiques pertinentes.

2. <www.cllrnet.ca/knowledge/resourcekit>.
3. <www.cllrnet.ca/Docs/knowledge/reskit/researchpaper_May9_fr.pdf>.

Engagées en orthopédagogie et en psychoéducation depuis bientôt trente ans, tant en milieux communautaire, scolaire, qu'universitaire, nous sommes sensibles à l'importance de la concertation des différents acteurs du milieu éducatif afin d'offrir des services de qualité favorables au développement global des enfants. C'est pourquoi nous saluons chaleureusement la publication de cet ouvrage, qui témoigne de l'engagement, de l'expertise et du leadership des auteurs, tant dans la réalisation de travaux de recherche féconds, que dans leur diffusion auprès de l'ensemble de la population. Nous espérons que cet ouvrage saura stimuler la poursuite de la concertation des différents acteurs et inspirer les éducatrices dans leurs pratiques, pour le plus grand bien des enfants.

Monique Brodeur et Catherine Gosselin
Université du Québec à Montréal

Table des matières

Conclusion
POUR SOUTENIR LE DÉVELOPPEMENT DU LANGAGE ET DE LA LITTÉRATIE

Liste des figures et tableaux

Figures

Tableaux

Introduction

Caroline Bouchard, Gilles Cantin et Annie Charron
Université du Québec à Montréal

L'importance de favoriser le développement du langage et de la littératie (lecture et écriture) chez les jeunes enfants est maintenant reconnue (Girolametto, Weitzman, Lefebvre et Greenberg, 2007; Podhajski et Nathan, 2005; Snow, 2008). Dès la naissance, l'enfant émet des sons et gesticule pour communiquer. Petit à petit, l'enfant en vient ensuite à former des mots, à utiliser des mots pour former des phraser, puis à enchaîner des phrases pour échanger avec les autres. Grâce aux interactions avec son entourage, il en vient à développer son langage et, par la suite, à s'éveiller au monde de l'écrit. Selon Giasson (2003), l'émergence de la littératie « recouvre toutes les acquisitions en lecture et en écriture comme les connaissances, les habiletés et les attitudes que l'enfant réalise, sans enseignement formel, avant de lire de manière conventionnelle » (p. 128). En 2007, les résultats d'une méta-analyse réalisée par Duncan *et al.*, à partir de six études longitudinales, montrent que les habiletés précoces en littératie (par exemple, vocabulaire, connaissance de certaines lettres de l'alphabet), soit dès l'entrée des enfants en maternelle, prédisent leur réussite scolaire en troisième année (grandeur d'effet = 0,17). Ces données sont particulièrement intéressantes si l'on considère que la performance scolaire des élèves en troisième année permet à son tour de prédire leur réussite tout au long du primaire et du secondaire (Pianta et Cox, 1999; Rock et Stenner, 2005).

Selon Justice (2005), le langage oral fournit au jeune enfant une base favorisant ses expérimentations avec la littératie. Par exemple, le fait de favoriser l'apprentissage d'un vocabulaire riche et varié chez l'enfant façonne son entrée dans la littératie, notamment pour ce qui est de saisir le sens des mots dans une histoire. Dans cette perspective, la relation « langage-littératie » apparaît incontestable. Le développement du langage et de la littératie avant l'entrée de l'enfant dans le parcours scolaire (maternelle, 5 ans) favorise sa réussite éducative et son adaptation ultérieures (Lonigan, Burgess et Anthony, 2000; Pullen et Justice, 2003; Rootman et Gordon-El-Bihbety, 2008), d'où l'importance de s'y attarder.

Avant l'âge de 5 ans, les services de garde éducatifs constituent des milieux propices au développement du langage et à l'émergence de la littératie chez les enfants, notamment en raison de leur mission éducative, de préparation à l'école et du fait qu'un nombre grandissant d'enfants les fréquente sur une base régulière, ici comme ailleurs (MFA, 2007; Johnson, 2005; Statistiques Canada, 2005). En effet, au cours des dernières années, une hausse importante de l'utilisation des services de garde s'est produite au Canada, le pourcentage d'enfants fréquentant ces milieux passant de 42 % à 53 % entre 1994 et 2001 (Statistiques Canada, 2005). Au Québec, la même tendance est observée et environ 65 % des enfants de moins de 5 ans fréquentent un service de garde éducatif (MFA, 2007). Il faut aussi noter que ces enfants y passent en moyenne 30,6 heures par semaine pendant plusieurs mois consécutifs (Statistique Canada, 2005), voire plusieurs années.

Les éducatrices qui ont la responsabilité de ces jeunes enfants dans le cadre de ces milieux éducatifs sont bien placées pour favoriser le développement du langage et de la littératie. Sur une base quotidienne, elles peuvent offrir un modèle langagier adéquat et stimulant. Pour ce faire, il s'agit notamment d'employer un vocabulaire riche et varié, de s'assurer de construire des phrases grammaticalement correctes et d'une complexité appropriée à l'âge de l'enfant. Les chansons et les comptines fréquemment utilisées par les éducatrices sont aussi sources de plaisir pour les enfants, en même temps qu'elles favorisent la découverte de sons nouveaux et de rimes composant différents mots (Bouchard, 2008).

Les éducatrices ont aussi la possibilité de s'engager dans la lecture interactive de livres, qui permet aux enfants de découvrir le pouvoir des mots et le plaisir associé à la lecture. Promouvoir un environnement riche en écrits (matériel imprimé affiché sur les murs, encourager les gribouillis, etc.) constitue un autre moyen qu'elles peuvent privilégier pour soutenir l'enfant dans sa découverte progressive de cette forme de langage. Des pratiques éducatives régulières et stimulantes sont donc des voies privilégiées pour favoriser le développement du langage et de la littératie chez l'enfant de 0 à 5 ans, et par le fait même, sa réussite éducative présente et ultérieure.

Comme l'affirment Sinclair et Naud (2005), pour parvenir à soutenir adéquatement le jeune enfant, il faut se préoccuper d'offrir un soutien au développement professionnel des personnes en interaction avec lui. Les résultats des enquêtes *La qualité, ça compte* (Doherty, Lero, Goelman, La Grange et Tougas, 2000), *Grandir en qualité* (Drouin, Bigras, Fournier, Desrosiers et Bernard, 2004) et *Oui, ça me touche*! (Japel, Tremblay et Côté, 2005) portant sur la qualité des services de garde au Québec et au Canada, montrent des liens positifs entre la formation continue du personnel éducateur, la qualité des services offerts et, par conséquent, le développement des enfants.

Toutefois, des études dont l'enquête québécoise *Grandir en qualité* signalent la présence de lacunes quant au soutien offert par les éducatrices afin de favoriser le développement langagier des enfants, et ce, dans tous les types de services de garde (centre de la petite enfance – installation et milieu familial et garderies à but lucratif) (Drouin *et al.*, 2004). De même, d'autres travaux rapportent des difficultés à favoriser l'éveil à l'écrit (Dickinson et Tabors, 2001), à s'engager dans des activités reliées à l'écrit avec les enfants, comme la lecture interactive de livres (Girolametto et Weitzman, 2002), ou encore à les exposer à l'écrit (Dickinson et Smith, 1994; Flowers, Girolametto, Weitzman et Greenberg, 2007). Il apparaît donc essentiel de consentir des efforts afin d'outiller les éducatrices en services de garde éducatifs pour qu'elles puissent offrir aux jeunes enfants (0-5 ans) des expériences riches en langage et en littératie, leur permettant ainsi d'acquérir une base solide pour leurs apprentissages ultérieurs, et de cerner les pratiques les plus susceptibles d'en favoriser le développement. Cela est d'autant plus vrai pour les enfants issus de milieux défavorisés qui sont plus susceptibles d'éprouver des difficultés scolaires que les enfants provenant de milieux mieux nantis (West, 2007).

Dans une telle perspective, cet ouvrage collectif, issu des travaux présentés lors du colloque *Langage et littératie chez le jeune enfant en services de garde éducatifs* au congrès de l'Association francophone pour le savoir (ACFAS) en mai 2008, regroupe plusieurs chercheurs qui font état de leurs travaux autour de ces enjeux. De concert avec le personnel éducateur, pédagogique et gestionnaire, ces chercheurs partagent une même conviction : l'importance de soutenir le développement du langage et de la littératie des enfants en contexte éducatif des services de garde, et ce, bien avant leur entrée dans le parcours scolaire, voire dès leur naissance.

Ce collectif se présente comme suit. Le premier chapitre de Sylvestre, Desmarais, Meyer, Bairati et Rouleau, intitulé « Développement du langage et cumul des conditions adverses. Une relation graduelle et linéaire », vise à mesurer l'effet de l'augmentation de facteurs de risque sur l'ampleur du retard présenté par des enfants québécois francophones, chez lesquels un retard de langage a été identifié lors d'une évaluation clinique en orthophonie entre l'âge de 18 et 36 mois.

Le deuxième chapitre de Bouchard, Blain-Brière, Eryasa, Sutton et Saulnier et titré « Relation entre le vocabulaire et les habiletés pragmatiques d'enfants de quatre ans qui fréquentent un centre de la petite enfance », étudie le lien entre le vocabulaire réceptif et les habiletés pragmatiques (attendre son tour pour parler, poser des questions, faire des demandes, etc.) d'enfants âgés de 4,8 ans qui fréquentent un centre de la petite enfance.

Devant l'importance d'intervenir de façon précoce, le troisième chapitre, « Comment faciliter le développement du vocabulaire chez les jeunes enfants à risque ? », de Japel, Vuattoux, Dion et Simmons, présente une approche novatrice et appuyée sur des recherches, dont l'objectif est d'améliorer le vocabulaire des enfants à risque d'âge préscolaire à partir de livres pour enfants.

Pour leur part, dans le quatrième chapitre, Roy, Trudeau et Lefebvre évaluent les impacts d'une ressource professionnelle, soit la présence d'un ou d'une orthophoniste en centre local de services communautaires (CLSC)[1], sur les pratiques des éducatrices en CPE.

Dans le cinquième chapitre intitulé « Jouons avec Cornemuse et ses amis. Programme de stimulation précoce du langage afin de favoriser l'éveil à la lecture et à l'écriture », Vachon, Grandmont-Bernard et Senécal présentent un programme inspiré de l'émission télévisée pour enfants *Cornemuse*, composé d'une trousse d'activités langagières ainsi que d'une formation destinée aux intervenants œuvrant en petite enfance.

1. Les CLSC sont maintenant fusionnés au sein des centres de santé et de services sociaux (CSSS).

Dans le sixième chapitre « Les chemins croisés de la littératie et de la musique. Pistes d'intervention pour les enfants d'âge préscolaire », les auteurs Bolduc et Vachon examinent le développement langagier et musical des enfants et proposent quelques pistes d'intervention en musique pour soutenir l'émergence de la littératie en services de garde éducatifs.

De leur côté, dans le septième chapitre, Tremblay, Bigras et Veillette présentent l'évolution des pratiques de stimulation langagière et de lecture offertes par les parents au cours des vingt-quatre premiers mois de vie de l'enfant, et ce, en fonction de son expérience de garde.

Le huitième chapitre, « La prévention des difficultés de lecture et d'écriture grâce à la lecture partagée » de Lefebvre, présente l'état de la situation concernant les difficultés de lecture chez les enfants de milieux défavorisés et explore les causes de nature environnementale qui expliquent l'ampleur de leurs difficultés. Par la suite, une recension des écrits en littératie est présentée afin de mieux cerner les éléments qui assurent l'efficacité des activités de prévention des difficultés de lecture et d'écriture chez les enfants. Finalement, ce chapitre présente les principales stratégies qui peuvent être employées lors de la lecture partagée et dont l'efficacité est appuyée par des études scientifiques.

Dans le cadre du neuvième chapitre titré « La lecture interactive. Un outil de développement et d'adaptation », Guay, Gousse-Lessard, Reid et Chartrand présentent des études qui portent sur l'efficacité de la lecture interactive pour le développement du langage chez l'enfant d'âge préscolaire et des programmes d'intervention précoce. Ces derniers sont conçus pour les enfants qui présentent des retards de développement dès la petite enfance. Ces programmes, élaborés à partir de la lecture interactive, intègrent des exercices diversifiés en lien avec des objectifs d'apprentissage particuliers.

« Les orthographes approchées pour éveiller au monde de l'écrit les enfants de 4 et 5 ans fréquentant un service de garde éducatif » constitue le dixième chapitre de ce collectif. Charron y présente une approche novatrice pour éveiller les enfants au monde de l'écrit : les orthographes approchées. Cette approche déjà implantée dans certaines classes de maternelle demeure à explorer en contexte de services de garde éducatifs.

Enfin, dans la conclusion, intitulée « Pour soutenir le développement du langage et de la littératie. Quelques balises à retenir », Cantin, Bouchard et Charron proposent une réflexion synthèse à partir des divers travaux de recherche présentés dans cet ouvrage collectif. Ils font ressortir plusieurs pistes de travail pouvant guider les éducatrices des services de garde dans leurs pratiques éducatives visant le développement du langage et de la littératie chez les jeunes enfants. En somme, les textes de ce collectif présentent des pistes de travail afin de mieux comprendre comment les éducatrices peuvent agir au quotidien en matière de développement du langage et de la littératie, voies d'accès privilégiées pour favoriser la réussite éducative.

RÉFÉRENCES

BOUCHARD, C. (2008). « Je communique. Le développement du langage de 0 à 3 ans », dans C. Bouchard (dir.), *Le développement global de l'enfant de 0 à 5 ans en contextes éducatifs*, Québec, Presses de l'Université du Québec.

DICKINSON, D.K. et M.W. SMITH (1994). « Long-term effects of preschool teachers' book readings on low-income children's vocabulary and story comprehension », *Reading Research Quarterly, 29*(2), p. 104-122.

DICKINSON, D.K. et P.A. TABORS (2001). *Beginning Literacy with Language: Young Children Learning at Home and School*, Baltimore, Paul H Brookes Publishing.

DOHERTY, G., D.S. LERO, H. GOELMAN, A. LA GRANGE et J. TOUGAS (2000). *You Bet I Care! A Canada-wide Study on Wages, Working Conditions, and Practices in Child Care Centers*, Guelph, Center for Families, Work and Well-Being.

DROUIN, C., N. BIGRAS, C. FOURNIER, H. DESROSIERS et S. BERNARD (2004). *Grandir en qualité 2003. Enquête québécoise sur la qualité des services de garde éducatifs*, Québec, Institut de la statistique du Québec.

DUNCAN, G.J., C.J. DOWSETT, A. CLAESSENS, K. MAGNUSON, A.C. HUSTON, P. KLEBANOV, L.S. PAGANI, L. FEINSTEIN, M. ENGEL, J. BROOKS-GUNN, H. SEXTON, K. DUCKWORTH et C. JAPEL (2007). « School readiness and later achievement », *Developmental Psychology, 4*(6), p. 1428-1446.

FLOWERS, H., L. GIROLAMETTO, E. WEITZMAN et J. GREENBERG (2007). « Promoting early literacy skills: Effects of in-service education for early childhood educators », *Canadian Journal of Speech-Language Pathology and Audiology, 31*(1), p. 6-18.

GIASSON, J. (2003). *La lecture: de la théorie à la pratique*, Montréal, Gaëtan Morin éditeur.

GIROLAMETTO, L. et E. WEITZMAN (2002). « Responsiveness of child care providers in interactions with toddlers and preschoolers », *Language, Speech and Hearing Services in Schools, 33*(4), p. 268-281.

GIROLAMETTO, L., E. WEITZMAN, P. LEFEBVRE et J. GREENBERG (2007). « The effect of in-service education to promote emergent literacy in child care centers: A feasibility study », *Language, Speech and Hearing Services in Schools, 38*, p. 72-83.

JAPEL, C., R.E. TREMBLAY et S. CÔTÉ (2005). « La qualité, ça compte! Résultats de l'Étude longitudinale du développement des enfants du Québec concernant la qualité des services de garde », *Choix IRP, 11*(4).

JOHNSON, J.O. (2005). « Who's minding the kids? », *Child Arrangements*, hiver, Washington, Census Bureau.

JUSTICE, L.M. (2005). « Alphabétisation et impacts sur le développement des jeunes enfants : commentaires sur Tomblin et Sénéchal », *Encyclopédie sur le développement des jeunes enfants,* vol. 1-5, <www.excellence-jeunesenfants.ca/documents/JusticeFRxp.pdf>, consulté le 15 septembre 2007.

LONIGAN, C.J., S.R. BURGESS et J.L. ANTHONY (2000). « Development of emergent literacy and early reading skills in preschool children : Evidence form a latent-variable longitudinal study », *Developmental Psychology, 36*(5), p. 596-613.

MINISTÈRE DE LA FAMILLE ET DES AÎNÉS (2007). *Accueillir la petite enfance. Programme éducatif des services de garde du Québec,* Québec, Gouvernement du Québec

PIANTA, R.C. et M.A.J. COX (1999). *The Transition to Kindergarten,* Baltimore, Paul H. Brookes.

PODHAJSKI, B. et J. NATHAN (2005). « Promoting early literacy through professional development for childcare providers », *Early Education and Development, 16,* p. 23-41.

PULLEN, P.C. et L.M. JUSTICE (2003). « Enhancing phonological awareness, and oral language skills in preschool children », *Intervention in School and Clinic, 39*(2), p. 87-98.

ROCK, D.A. et J. STENNER (2005). « Assessment Issues in the testing of Children at school entry », *The Future of Children, 15*(1), p. 15-34.

ROOTMAN, I. et D. GORDON-EL-BIHBETY (2008). *Vision d'une culture de la santé au Canada : Rapport du Groupe d'experts sur la littératie en matière de santé,* Ottawa, Association canadienne de santé publique.

SINCLAIR, F. et J. NAUD (2005). « L'intervention en petite enfance : pour une éducation développementale », *Éducation et francophonie, 33*(2), p. 28-43.

SNOW, C.E. (2008). *Supporting Language Development as Preparation for Literacy Success.* Conférence présentée dans le cadre de la 40e Conférence internationale annuelle de Banff sur les sciences comportementales, « Programme efficace d'apprentissage en petite enfance : recherche, politiques et pratiques », Banff, Canada.

STATISTIQUE CANADA (2005). « Gardiennage d'enfants, 1994-1995 et 2000-2001 », *Le quotidien,* <www.statcan.ca/Daily/Francais/050207/q050207b.htm>, consulté le 12 janvier 2006.

WEST, A. (2007). « Poverty and educational achievement : why do children from low-income families tend to do less well at school ? », *Benefits, 15*(3), p. 283-297.

CHAPITRE 1

Développement du langage et cumul des conditions adverses
Une relation graduelle et linéaire[1]

Audette Sylvestre, Chantal Desmarais, François Meyer, Isabelle Bairati et Nancie Rouleau
Université Laval

1. Recherche financée par le Fonds de recherche en santé du Québec (2004-2008).

RÉSUMÉ

L'objectif de ce chapitre consiste à mesurer l'effet de l'augmentation du niveau cumulatif de facteurs de risque sur l'ampleur du retard présenté par des enfants québécois francophones chez lesquels un retard de langage a été identifié lors d'une évaluation clinique en orthophonie entre l'âge de 18 et 36 mois. Les données de cette étude transversale ont été collectées lors du premier temps de mesure d'une étude longitudinale. Les analyses révèlent que la proportion d'enfants présentant un retard de langage plus important augmente de façon graduelle et linéaire suivant l'augmentation du nombre des facteurs de risque. Les situations complexes où plusieurs facteurs de risque coexistent supposent une vigilance accrue de la part des éducatrices des milieux de garde afin de dépister précocement les enfants qui présentent un retard langagier. Il convient également d'ajuster la stimulation aux besoins de chaque enfant et de travailler en concertation avec les intervenants du réseau de la santé et ceux des organismes communautaires.

À l'âge de 3 ans, la majorité des enfants ont déjà développé les compétences langagières qui leur permettent de communiquer efficacement avec les membres de leur communauté (Paul, 2007). Or entre 10 et 20 % des enfants âgés de moins de trois ans présentent un retard de langage sans cause explicative sous-jacente (Dale, Price, Bishop et Plomin, 2003; Zubrick, Taylor, Rice et Slegers, 2007). Les retards de langage chez les jeunes enfants ont été associés à des difficultés sur le plan social, à des problèmes de comportement et à des problèmes au plan des interactions familiales (Irwin, Carter et Briggs-Gowan, 2002; Willinger *et al.*, 2003). De façon plus particulière, il a été établi que les jeunes enfants présentant des retards de langage expressif sont moins enjoués, ont davantage de comportements dépressifs et de retrait, et présentent un développement social plus faible que les enfants du même âge connaissant un développement langagier typique (Irwin *et al.*, 2002). Par ailleurs, les enfants dont le développement langagier n'est pas optimal à l'âge préscolaire ont un risque plus élevé de présenter des troubles d'apprentissage de la lecture (Schuele, 2004). Ces données de recherche soulignent les conséquences des retards langagiers en bas âge et l'importance d'agir tôt dans la séquence développementale afin de prévenir l'apparition ou l'aggravation de tels retards.

Les facteurs de risque pour le développement langagier se caractérisent par leur grande diversité. Un enfant sera considéré à risque s'il possède certaines caractéristiques personnelles (par exemple : difficultés de comportement) ou environnementales (par exemple : pauvreté économique) qui augmentent la probabilité qu'il présente un retard de langage en bas âge ou qu'une conclusion orthophonique de trouble persistant du langage (dysphasie) soit posée à son endroit à l'âge de 4 ou 5 ans (Finkelstein et Ramey, 1980).

Dans le domaine du développement langagier, ces facteurs de risque sont la prématurité (< 37 semaines), un très petit poids de naissance (< 1500 g), la présence d'une anomalie congénitale, un Apgar faible à 5 minutes (< 7/10), des antécédents familiaux de troubles langagiers ou d'apprentissage, un mauvais état de santé (incluant une histoire d'otites), le fait d'être un garçon, d'occuper un rang avancé dans la fratrie, de vivre dans une famille où il y a peu ou pas d'autres enfants, la monoparentalité, le jeune âge de la mère à la naissance de l'enfant (< 18 ans), les stress parentaux, le fait que la mère ait souffert d'une dépression sévère récente, la faible scolarité des parents, le faible statut socioéconomique de la famille et le fait de vivre dans un milieu bilingue (Chaimay, Thinkhamrop et Thinkhamrop, 2006; Desmarais, Sylvestre, Meyer, Bairati et Rouleau, 2008; Nelson, Nygren, Walker et Panoscha, 2006; Prathanee, Thinkhamrop et Dechongkit, 2007).

On note également une association étroite entre divers aspects du développement des enfants, notamment entre le développement langagier et le développement cognitif, moteur, social et comportemental (Desmarais *et al.*, 2008; Zubrick *et al.*, 2007). Par exemple, pour expliquer les relations entre cognition et langage, il est suggéré que les enfants construisent leur langue maternelle sur la base des concepts développés en bas âge et qu'ils utilisent ensuite le langage pour créer de nouveaux concepts. Les représentations conceptuelles concernant les objets et les relations entre les objets acquises au cours des toutes premières années de vie de l'enfant fourniraient ainsi une large base cognitive sur laquelle le langage pourrait ensuite être apposé (Clark, 2004).

Or certains chercheurs ont avancé l'hypothèse selon laquelle le nombre de facteurs de risque cumulés par un même enfant exerce une influence plus grande sur son développement que la nature même de ces facteurs (Sameroff, 1998; Sameroff, Seifer, Zax et Barocas, 1987). En d'autres mots, les enfants qui cumulent plusieurs facteurs de risque, peu importe lesquels, ont une plus forte probabilité de présenter des difficultés de développement. À cet effet, Sameroff *et al.* (1987) ont montré que le QI verbal d'enfants de 4 ans ayant un ou deux facteurs de risque peut être jusqu'à 30 points plus élevé que celui d'enfants du même âge cumulant plus de 7 facteurs de risque. Ces données de recherche soulignent l'importance de non seulement s'intéresser à l'identification des facteurs de risque, mais aussi à la mesure de leur effet cumulatif sur le développement. C'est dans cette perspective théorique que se situe la présente recherche dont l'objectif est de mesurer l'effet de l'augmentation du niveau cumulatif de facteurs de risque personnels à l'enfant et environnementaux sur l'ampleur du retard langagier présenté par des enfants québécois francophones chez lesquels un retard de langage a été identifié entre l'âge de 18 et 36 mois.

1. MÉTHODE

Les données de cette étude transversale ont été collectées lors du premier temps de mesure d'une étude longitudinale menée dans les régions de Québec et Chaudière-Appalaches (Sylvestre, Meyer, Bairati, Rouleau et Desmarais, 2004-2008). Le projet a été approuvé par le Comité d'éthique de la recherche de l'Université Laval.

1.1. Participants

Cent deux enfants francophones et un de leurs parents ont été recrutés dans dix services d'orthophonie des centres de santé et de services sociaux (CSSS) des régions visées par la recherche. Pour participer à l'étude, les enfants devaient être âgés entre 18 et 36 mois et avoir un niveau de développement langagier ne correspondant pas aux critères de développement typique utilisés dans ces milieux lors d'une évaluation clinique en orthophonie. Les enfants étaient exclus s'ils présentaient une condition particulière, par exemple, un trouble auditif ou une trisomie 21, généralement associée à un retard langagier.

L'échantillon est formé de 73 garçons et 29 filles, dont l'âge moyen est de 29,4 mois (*ET* = 4,4). Quatre-vingt-cinq de ces 102 enfants (83,3 %) fréquentent un milieu de garde au moins deux jours par semaine. La presque totalité des familles est biparentale (91,2 %) et utilise uniquement le français pour communiquer (97,0 %). La majorité des mères possèdent un diplôme d'études secondaires (87,2 %). Le revenu familial total est équivalent ou supérieur à 40 000 $ pour 76,5 % des familles. Les caractéristiques sociodémographiques des familles les situent globalement à un niveau socioéconomique moyen à moyen élevé (Institut de la statistique du Québec, 2002).

1.2. Mesures et procédures

La collecte des données a été faite par deux assistants de recherche au cours d'une entrevue de deux heures menée au domicile de la famille. Dans la mesure du possible, cette entrevue était réalisée à l'intérieur de deux semaines suivant l'évaluation clinique de l'orthophoniste. Les évaluations, à l'exception de celle du développement cognitif de l'enfant, ont été faites par l'entremise de questionnaires administrés en entrevue face à face avec un des parents. Un assistant de recherche remplissait avec le parent les instruments de mesure des différents facteurs personnels à l'enfant et environnementaux investigués dans la recherche ainsi que l'outil d'évaluation du langage de l'enfant, soit la version française du *Infant Toddler Language Scales* (ITLS : Rossetti, 1990 ; Sylvestre et St-Cyr Tribble, 2001). Pendant ce temps, l'autre assistant de recherche procédait à l'évaluation du développement cognitif et moteur de l'enfant avec le *Bayley Scales of Infant and Toddler Development,* deuxième édition (BSID-II : Bayley, 1993).

La sous-échelle « compréhension » de l'ITLS permet d'évaluer l'habileté de l'enfant à reconnaître et à comprendre le vocabulaire et les phrases qui lui sont adressées tandis que la sous-échelle « expression » mesure le vocabulaire expressif, les capacités d'imitation de l'enfant, certaines habiletés pragmatiques (intérêt de l'enfant pour la communication, variété des raisons de communiquer) et la morphosyntaxe (construction des phrases et grammaire). Les résultats aux deux variables langagières, compréhension et expression, ont été divisés en quatre portions et les enfants dont les résultats se situaient dans la portion la plus faible ont été considérés comme ayant le retard langagier le plus significatif.

La mesure des facteurs de risque personnels à l'enfant et des facteurs environnementaux a été réalisée à l'aide des instruments présentés dans le tableau 1.1. Ce tableau consigne également la liste des facteurs de risque investigués dans l'étude. Un indice de risque cumulatif a été calculé en dichotomisant les 32 variables à l'exception de l'âge de l'enfant. Chaque facteur de risque a reçu la valeur « 1 » pour indiquer sa présence et la valeur « 0 » dans le cas contraire, ce qui confère un poids équivalent à chacun des facteurs de risque. Cette procédure a été réalisée en privilégiant le seuil établi pour chaque instrument utilisé, le quartile de la distribution ou encore la réponse à un item d'un questionnaire (par exemple : genre de l'enfant, présence ou non d'antécédents familiaux de troubles langagiers). Par la suite, les valeurs accordées à chacun des facteurs de risque personnels à l'enfant et environnementaux ont été additionnées pour générer un indice de risque cumulatif. Finalement, le risque cumulatif a été gradué selon quatre niveaux, soit un risque nul ou faible (< 4 facteurs de risque), modéré (4 ou 5 facteurs de risque), élevé (6 ou 7 facteurs de risque) ou très élevé (> 7 facteurs de risque).

Les analyses descriptives des données ont été suivies du test de tendance linéaire Cochran-Armitage utilisé pour mettre en relation l'augmentation du niveau de risque cumulatif, tel qu'établi par l'addition de tous les facteurs de risque auxquels l'enfant est confronté, et la probabilité de présenter un retard significatif d'expression ou de compréhension du langage. Ce test permet en effet de vérifier si la probabilité de présenter un retard de compréhension ou d'expression du langage important suit une tendance telle que la probabilité de ce retard augmente graduellement et linéairement avec l'augmentation du niveau de risque cumulatif.

2. RÉSULTATS

La distribution des sujets selon l'échelle de cumul de facteurs de risque est présentée dans le tableau 1.2. La lecture de ce tableau permet de constater que plus du quart de l'échantillon (25,5 %) cumule au-delà de sept facteurs de risque.

Lorsque les facteurs de risque personnels à l'enfant et environnementaux sont additionnés et répartis ensuite en quatre catégories représentant un risque allant de nul ou faible (cumul < 4) à très élevé

Tableau 1.1
Facteurs de risque personnels à l'enfant et environnementaux et instruments de mesure

Facteurs de risque mesurés	*Instruments*
Développement cognitif et moteur	Version française du *Bayley Scales of Infant and Toddler Development* – BSID, deuxième édition (Bayley, 1993)
Troubles intériorisés ou extériorisés du comportement	Version française du *Child Behavior Checklist for Ages 1½-5* (Achenbach et Rescorla, 2000)
Genre, santé de l'enfant à la naissance, nombre de semaines de grossesse, poids à la naissance, malformations à la naissance, transfert service ou hôpital spécialisé, nombre d'otites depuis la naissance, antécédents familiaux langage ou apprentissage, langue parlée, fréquentation d'un milieu de garde, âge de la mère à la naissance de l'enfant, nombre d'enfants dans la famille, rang de l'enfant dans la famille, scolarité du parent répondant, statut familial, revenu familial	Questions tirées du questionnaire de l'Enquête Santé Québec (1992) + questionnaire maison
Dépression majeure (6 derniers mois) ou dépression postnatale	Version française du *Composite International Diagnostic Interview Simplified* (Kovess et Fournier, 1990) + 1 question ajoutée sur la dépression postnatale
Style de stimulation du parent	Questionnaire sur la stimulation de la communication (QSC : Sylvestre, St-Cyr Tribble, Payette et Cronk, 1998)
Stress parentaux : 1. échelle totale, 2. stress reliés au parent, 3. stress reliés à l'enfant, 4. stress reliés à l'interaction parent-enfant	Version française du *Parental Stress Index – Short Form* (Abidin, 1990)
Connaissance sur le développement du langage	9 questions tirées du *Knowledge of Infant Development Inventory* (KIDI : MacPhee, 1981)
Ressources parentales : 1. santé, 2. temps disponible, 3. financières, 4. interpersonnelles	Version française du *Perceived Adequacy of Resources Scale* (Rowland, Richard, Dodder et Nickols, 1985)

Tableau 1.2
Distribution des sujets selon les différents niveaux de cumul des facteurs de risque (*N* = 102)

Niveau de risque	*Type de risque*	N *(%)*
< 4	Nul ou faible	18 (17,6)
4 ou 5	Modéré	28 (27,5)
6 ou 7	Élevé	30 (29,4)
> 7	Très élevé	26 (25,5)

(cumul > 7), les analyses révèlent que la proportion d'enfants présentant un retard de langage plus important augmente de façon graduelle et linéaire, du premier au dernier niveau. Pour l'expression du langage, la proportion d'enfants ayant un retard langagier significatif passe de 55,6 % à 96,1 % (*test Cochran-Armitage* ; $Z = -2{,}71$; valeur p unilatérale $= 0{,}003$), tandis qu'elle passe de 33,3 % à 76,9 % pour la compréhension du langage (*test Cochran-Armitage* ; $Z = -3{,}13$; valeur p unilatérale $= 0{,}0009$). Ces résultats indiquent que les difficultés de langage, tant lorsqu'il s'agit de parler que de comprendre, augmentent lorsque l'enfant est soumis à l'influence d'un plus grand nombre de facteurs de risque simultanément.

3. DISCUSSION

L'objectif de la présente étude était de mesurer l'effet de l'augmentation du niveau cumulatif de facteurs de risque personnels à l'enfant et environnementaux sur l'ampleur du retard langagier présenté par des enfants québécois francophones chez qui un retard de langage a été identifié entre l'âge de 18 et 36 mois. Nos résultats indiquent que l'accumulation des facteurs de risque personnels et environnementaux exerce une influence négative sur le développement langagier des enfants de notre échantillon. Ainsi, les enfants qui cumulent plusieurs conditions adverses ont une plus forte probabilité de présenter un retard langagier de plus grande amplitude. Ces résultats convergent avec ceux obtenus dans d'autres domaines de recherche (Sameroff, 1998 ; Sameroff *et al.*, 1987). Au Québec, il a aussi été établi que la probabilité de présenter un retard langagier important augmente graduellement et linéairement avec le niveau de risque personnel et environnemental d'enfants âgés de moins de trois ans référés aux centres jeunesse du Québec pour négligence parentale sévère (Sylvestre et Mérette, soumis).

Les retombées de ces données de recherche sur la pratique des éducateurs des milieux de garde sont multiples. Soulignons d'abord que le risque de présenter un retard de langage n'est pas équivalent pour tous les enfants. Cela invite à adopter des actions sélectives dont la nature et l'intensité devraient être variables selon l'analyse de la situation de l'enfant (Epps et Jackson, 2000). Dans un premier temps, les situations complexes où plusieurs facteurs de risque coexistent devraient conduire le personnel des milieux de garde à être de façon toute particulière à l'affût des manifestations d'un retard langagier chez les enfants. Ceux-ci ne devraient alors pas hésiter à partager leurs préoccupations avec les parents de l'enfant et à encourager une consultation auprès d'un orthophoniste. La qualité de la relation qui s'établit généralement entre les éducatrices et les parents et la confiance qui en découle offrent un contexte idéal pour faciliter la référence vers des services spécialisés.

Dans un deuxième temps, par la stimulation qu'elle apporte, l'éducatrice en milieu de garde occupe une place de premier plan pour agir sur le développement langagier des enfants. L'important sera d'adopter une stimulation ajustée aux besoins singuliers de chaque enfant afin de contribuer à contrebalancer l'effet néfaste des facteurs de risque et ainsi favoriser le développement de ce dernier (Garbarino et Ganzel, 2000; Stanton-Chapman, Chapman, Bainbridge et Scott, 2002). En ce sens, la collaboration étroite des éducatrices avec des orthophonistes devrait être fortement encouragée et favorisée, tant par les intervenants eux-mêmes que par les organisations qui les embauchent. C'est d'ailleurs ce que tend à démontrer l'étude de Roy, Trudeau et Lefebvre présentée dans cet ouvrage au chapitre 4.

Finalement, il convient de maintenir ou d'établir des liens et de poursuivre le travail de concertation avec les intervenants des réseaux de première ligne des CSSS et des organismes communautaires afin de mettre en place des interventions multiples qui permettront d'agir sur de nombreux facteurs de risque présents simultanément dans l'environnement des enfants (Bronfenbrenner, 2005). Il serait souhaitable que ce travail de collaboration déjà en place dans certaines régions du Québec s'étende à toute la province. Il importe au plus haut point de favoriser une approche préventive et de promotion du développement dans ces contextes afin de réduire l'incidence des retards langagiers ou, du moins, d'en prévenir l'aggravation.

RÉFÉRENCES

ABIDIN, R. (1990). *Parenting Stress Index Short Form - Test Manual,* Charlottesville, Pediatric Psychology Press.

ACHENBACH, T.M. et L. RESCORLA (2000). *Manual for ASEBA Preschool Forms & Profiles,* Burlington, University of Vermont, Research Center for Children, Youth, & Families.

BAYLEY, N. (1993). *Bayley Scales of Infant and Toddler Development,* 2e éd., San Antonio, Harcourt Assessment.

BRONFENBRENNER, U. (2005). *Making Human Beings Human: Bioecological Perspectives on Human Development,* Thousand Oaks, Sage Publications.

CHAIMAY, B., B. THINKHAMROP et J. THINKHAMROP (2006). « Risk factors associated with language development problems in childhood – A literature review », *Journal of the Medical Association Thai, 89*(7), p. 1080-1086.

CLARK, E.V. (2004). « How language acquisition builds on cognitive development », *TRENDS in Cognitive Sciences, 8*(10), p. 472-477.

DALE, P.S., T.S. PRICE, D.V. BISHOP et R. PLOMIN (2003). « Outcomes of early language delay: I. Predicting persistent and transient language difficulties at 3 and 4 years », *Journal of Speech, Language, and Hearing Research, 46*(3), p. 544-560.

DESMARAIS, C., A. SYLVESTRE, F. MEYER, I. BAIRATI et N. ROULEAU (2008). « Systematic review of the literature on characteristics of late-talking toddlers », *International Journal of Language and Communication Disorders, 43*(4), p. 361-389.

ENQUÊTE SANTÉ QUÉBEC (1992). *Enquête sociale et de santé auprès des enfants et des adolescents québécois,* Montréal, Équipe de recherche de l'Hôpital Rivière-des-Prairies.

EPPS, S. et B.J. JACKSON (2000). *Empowered Families, Successful Children. Early Intervention Programs that Work,* Washington, American Psychological Association.

FINKELSTEIN, N.W. et C.T. RAMEY (1980). « Information from birth certificates as a risk index for educational handicap », *American Journal of Mental Deficiency, 84,* p. 546-552.

GARBARINO, J. et B. GANZEL (2000). « The human ecology of early risk », dans J.P. Shonkoff et S.J. Meisels (dir.), *Handbook of Early Childhood Intervention,* New York, Cambridge University Press.

INSTITUT DE LA STATISTIQUE DU QUÉBEC (2002). <www.stat.gouv.qc.ca>.

IRWIN, J.R., A.S. CARTER et M.J. BRIGGS-GOWAN (2002). « The social-emotional development of "late-talking" toddlers », *Journal of American Academy of Child and Adolescent Psychiatry, 41*(11), p. 1324-1332.

KOVESS, V. et L. FOURNIER (1990). « The DISSA: an abridged self-administered version of the DIS. Approach by episode », *Society of Psychiatry & Psychiatric Epidemiology, 25*(4), p. 179-186.

MACPHEE, D. (1981). *Knowledge about Infant Development Inventory,* North Carolina, North Carolina University, Department of Psychology. Manuel inédit.

NELSON, H.D., P. NYGREN, M. WALKER et R. PANOSCHA (2006). « Screening for speech and language delay in preschool children: Systematic evidence review for the US Preventive Services Task Force », *Pediatrics, 117,* p. e298-e319.

PAUL, R. (2007). *Language Disorders from Infancy through Adolescence*, 3e éd., St-Louis, Mosby.

PRATHANEE, B., B. THINKHAMROP et S. DECHONGKIT (2007). « Factors associated with specific language impairment and later language development during early life : A literature review », *Clinical Pediatrics*, *46*(1), p. 22-29.

ROSSETTI, L. (1990). *Infant Toddler Language Scales*, East Moline, Linguisystems.

ROWLAND, V.T., A. RICHARD, S. DODDER et Y. NICKOLS (1985). « Perceived adequacy of resources : Development of a scale », *Home Economics Research Journal*, *14*(2).

SAMEROFF, A.J. (1998). « Environmental risk factors in infancy », *Pediatrics*, *102*(5), p. e1287-e1292.

SAMEROFF, A.J., R. SEIFER, M. ZAX et R. BAROCAS (1987). « Early indicators of developmental risks : The Rochester Longitudinal Study », *Schizophrenia Bulletin*, *13*, p. 383-393.

SCHUELE, C.M. (2004). « The impact of developmental speech and language impairments on the acquisition of literacy skills ». *Mental Retardation Developmental Disabilities*, *10*(3), p. 176-183.

STANTON-CHAPMAN, T.L., D.A. CHAPMAN, N.L. BAINBRIDGE et K.G. SCOTT (2002). « Identification of early risk factors for language impairment », *Research in Developmental Disabilities*, *23*, p. 390-405.

SYLVESTRE, A. et C. MÉRETTE (soumis). *Language Development of Children of Less Than Three Years Old Referred for Severe Parental Neglect : Influence of Personal and Environmental Factors.*

SYLVESTRE, A., F. MEYER, I. BAIRATI, N. ROULEAU et C. DESMARAIS (2004-2008). *Étude prospective des déterminants de l'évolution vers un trouble du langage chez les enfants ayant un retard de langage à 2 ans.* Projet de recherche subventionné par le Fonds de recherche en santé du Québec.

SYLVESTRE, A. et D. ST-CYR TRIBBLE (2001). *Rossetti - Infant Toddler Language Scales*, traduction autorisée par l'auteur, Sherbrooke, Université de Sherbrooke. Inédit.

SYLVESTRE, A., D. ST-CYR TRIBBLE, H. PAYETTE et C. CRONK (1998). *Questionnaire de stimulation de la communication*, Sherbrooke, Université de Sherbrooke. Inédit.

WILLINGER, U., E. BRUNNER, G. DIENDORFER-RADNER, J. SAMS, U. SIRSCH et B. EISENWORT (2003). « Behaviour in children with language development disorders », *Canadian Journal of Psychiatry*, *48*(9), p. 607-614.

ZUBRICK, S.R., C.L. TAYLOR, M.L. RICE et D.W. SLEGERS (2007). « Late language emergence at 24 months : An epidemiological study of prevalence, predictors, and covariates », *Journal of Speech, Language, and Hearing Research*, *50*, p. 1562-1592.

CHAPITRE 2

Relation entre le vocabulaire et les habiletés pragmatiques d'enfants de 4 ans fréquentant un centre de la petite enfance (CPE)[1]

Caroline Bouchard,
Bénédicte Blain-Brière et Joell Eryasa
Université du Québec à Montréal

Ann Sutton et Frédéric Saulnier
Université de Montréal

1. L'écriture de cet article a été rendue possible grâce à une subvention du FQRSC et du PAFARC (UQAM).

RÉSUMÉ

L'objectif de ce chapitre consiste à étudier le lien entre le vocabulaire et les habiletés pragmatiques (attendre son tour pour parler, poser des questions, faire des demandes, etc.) de 99 enfants (50 filles et 49 garçons) âgés de 4,8 ans qui fréquentent un centre de la petite enfance. À l'instar d'écrits sur le sujet, les résultats montrent un lien significatif entre ces deux variables. Globalement, les enfants qui ont un niveau de vocabulaire réceptif (mots compris) plus élevé que la moyenne de leurs pairs manifestent plus d'habiletés à communiquer que ceux qui présentent un niveau langagier moindre. Ces résultats témoignent de l'importance de posséder un répertoire de vocabulaire riche et diversifié pour arriver à communiquer efficacement avec les autres, d'où le rôle clé que peuvent jouer les éducatrices en services de garde sur ce plan.

1. VOCABULAIRE ET HABILETÉS PRAGMATIQUES DES ENFANTS

Pendant la petite enfance, le développement langagier connaît un essor considérable (Barrett, 1999; Bouchard, 2008; Boysson-Bardies, 1999). Le fait que l'enfant acquière de 6 à 9 nouveaux mots par jour entre l'âge de 3 et 6 ans peut en témoigner (Schickedanz, Schickedanz, Forsyth et Forsyth, 2001). Ce gain lexical fait en sorte que l'enfant s'approprie différentes conduites langagières qu'il apprend à maîtriser de mieux en mieux, assurant ainsi la cohésion et la cohérence de ses messages (Charron et Bouchard, 2008; Golder, Brassart et Gaonac'h, 1995). Graduellement, il produit divers sons pour former des mots, des mots pour composer des phrases, puis des phrases pour constituer des conversations avec les membres de sa famille, son éducatrice, ses pairs, etc.

Le langage comprend différentes composantes: la phonologie (les sons), le vocabulaire (les mots), la morphologie (la forme des mots), la syntaxe (l'ordre des mots dans une phrase), la sémantique (le sens des mots) et la pragmatique (l'usage des mots). Si le langage des enfants est souvent considéré dans ses aspects sonores, lexicaux et syntaxiques, il en est autrement de ses aspects pragmatiques qui semblent souvent oubliés. Pourtant, les habiletés à communiquer, soit la composante pragmatique du langage, sont reliées à la qualité de l'adaptation de l'enfant, présente et ultérieure (Beitchman, 2005; Bouchard, Trudeau, Bigras et Sutton, 2008; Bouchard, Cloutier, Gravel et Sutton, 2008). En effet, plus l'enfant possède des habiletés pragmatiques, plus il est susceptible d'entrer efficacement en interaction avec les autres et, par le fait même, d'entretenir des relations sociales positives.

La pragmatique renvoie à la compétence à communiquer en contexte social (Bernicot, Trognon, Guidetti et Musiol, 2002; Dardier, 2004), soit à l'usage que l'enfant fait de son langage. En d'autres mots, la pragmatique concerne l'ensemble des stratégies langagières utilisées par l'enfant pour structurer son action sociale, pour contrôler et réaliser son activité communicative. À titre d'exemple, Tristan utilise ses habiletés pragmatiques pour obtenir le jouet en possession d'un pair lors de la période de jeux libres. Il dit alors: « Matis, peux-tu me prêter ton dinosaure et moi je te prête mon lion? » Dans cet exemple, Tristan adapte son langage à son interlocuteur et à la situation donnée. On peut ainsi présumer qu'il a plus de chances d'obtenir le jouet convoité que s'il affirme: « Donne-moi ton dinosaure! » Ainsi n'est-il pas suffisant de pouvoir prononcer correctement des suites de sons pour produire des mots ou encore de formuler adéquatement des phrases, encore faut-il savoir utiliser le langage de manière appropriée à la situation sociale (Cloutier, 2005). Ce faisant, on ne dit pas n'importe quoi, à n'importe qui, n'importe quand et de n'importe quelle façon ! Voilà ce qu'est la pragmatique !

Jusqu'à maintenant, les recherches dans le domaine de la pragmatique ont surtout couvert les intentions de communication (exprimer des demandes d'objets, d'action, refuser, acquiescer, etc.), les règles de la communication (respecter les tours de parole, les règles de politesse, les actes du langage, etc.) et les fonctions du langage (la fonction directive permettant de diriger son action ou celle de l'autre, la fonction relationnelle pour s'affirmer, etc.). Des études montrent que le fait que l'enfant soit capable d'engager et de maintenir une conversation favorise sa propension à communiquer adéquatement avec les autres et enrichit ses relations sociales (Hunt, Alwell, Goetz et Sailor, 1990 ; Ostrosky et Kaiser, 1995).

Pour être en mesure de communiquer adéquatement avec les autres, l'enfant doit sélectionner les mots les plus appropriés au contexte dans son répertoire de mots de vocabulaire. Or, plus ce répertoire est diversifié, plus l'enfant est susceptible de s'exprimer efficacement. Par exemple, dans la formulation d'une demande de matériel à son éducateur, Olivia, 4 ans, choisit les mots « papier de soie rouge » plutôt que ceux « papier rouge », ce qui a pour avantage de préciser sa demande et de favoriser une réponse adéquate de son interlocuteur. D'ailleurs, dans leur métaanalyse de la pragmatique des filles et des garçons, Leaper et Smith (2004) tiennent les capacités langagières de base des enfants, comme l'étendue du vocabulaire, comme représentatives de sa capacité générale à communiquer.

Les questions qui se posent maintenant sont : qu'en est-il du vocabulaire et des habiletés pragmatiques des enfants francophones, particulièrement en contexte de services de garde québécois ? Existe-t-il un lien entre leur niveau de vocabulaire et leurs habiletés pragmatiques ? Voilà le double objectif poursuivi dans ce chapitre : décrire le vocabulaire réceptif et les habiletés pragmatiques d'enfants de quatre ans qui fréquentent un centre de la petite enfance, d'une part, et d'autre part, examiner la relation qui existe entre ces deux variables. À notre connaissance, peu d'études de ce genre se sont déroulées en contexte de services de garde franco-québécois, milieux propices pour favoriser la communication des enfants, notamment grâce à l'interaction éducatrice-enfant.

2. MÉTHODE

La partie suivante est consacrée à la présentation des participants, du matériel et de la procédure de recherche privilégiés dans cette étude.

2.1. Participants

L'échantillon à l'étude comprend 99 enfants (50 filles et 49 garçons) âgés en moyenne de 56,2 mois (*ET* = 3,9). Seuls les enfants n'ayant pas de troubles connus du développement, ni de troubles de langage ou de la parole et n'affichant pas de trouble d'audition sont admis dans l'étude. Il est à noter que ces informations sont recueillies dans le questionnaire sociodémographique auprès des parents et qu'elles sont corroborées par l'éducatrice de l'enfant au moyen d'un autre questionnaire (caractéristiques de l'enfant et de son éducatrice). Les enfants fréquentent un centre de la petite enfance en moyenne 39 heures par semaine, et ce, depuis 39,9 mois en moyenne. La majorité d'entre eux (74,7 %) ont un frère ou une sœur.

Pour ce qui est du niveau de scolarisation, 70,3 % des parents répondants ont atteint le niveau universitaire, 16,5 % possèdent un diplôme d'études collégiales, alors que 13,2 % détiennent un diplôme d'études secondaires, professionnelles ou moins. Le revenu familial moyen se situe entre 60 000 $ et 70 000 $ et seulement 5 % des parents ont un revenu inférieur à 15 000 $. Enfin, les éducatrices des enfants (n = 13) ont en moyenne 12,6 années d'expérience de travail. Leur scolarité est soit de niveau collégial (54,5 %), universitaire (36,4 %) ou professionnel (9,1 %). La majorité d'entre elles (92,3 %) détiennent une formation en éducation à la petite enfance. Pour la plupart (66,7 %), il s'agit d'une attestation d'études collégiales.

2.2. Matériel

2.2.1. Questionnaire sociodémographique (Bouchard et Sutton, 2006)

Cet instrument est complété par le parent répondant et il permet de recueillir les informations suivantes : l'âge et le genre de l'enfant, les aspects d'ordre linguistique (langue maternelle, exposition à une autre langue, inquiétude ou non par rapport au développement du langage, etc.), le revenu familial, le niveau de scolarité du parent répondant et l'historique de la fréquentation de services de garde depuis la naissance de l'enfant. Ce questionnaire documente enfin la fratrie de l'enfant et son rang dans la famille. Ce questionnaire recueille des informations sur le développement de l'enfant, le nombre d'années d'expérience de l'éducatrice, son niveau de scolarité et le type de scolarité effectuée.

2.2.2. *Échelle de vocabulaire en images* Peabody *(Dunn, Theriault-Whalen et Dunn, 1993)*

Le niveau de vocabulaire réceptif (mots compris) des enfants est mesuré par l'échelle de vocabulaire en images *Peabody* (*ÉVIP*), une adaptation du *Peabody Picture Vocabulary Test-Revised* pour les enfants francophones du Canada (Dunn *et al.*, 1993). Dans ce test d'une durée de 10-15 minutes, l'expérimentateur présente un mot à l'enfant, puis ce dernier doit repérer et pointer, parmi quatre images, celle qui correspond au mot entendu. Par exemple, l'enfant doit identifier le mot « cerf-volant » en pointant une des quatre images suivantes : cerf-volant, flèche, plume et montgolfière. Il est à noter que l'on présente des mots de complexité croissante, et ce, jusqu'à ce que l'enfant échoue à 6 reprises. Enfin, ce test peut être utilisé auprès d'enfants de 2 ans et 6 mois à 18 ans. Dans l'échantillon de normalisation pour ce test, le score moyen selon l'âge est de 100, avec un écart-type de 15.

2.2.3. Pique-nique *(Bouchard, 2006b)*

L'adaptation du *Peanut Butter Protocole* (Creaghead, 1984) a été utilisée pour mesurer les habiletés pragmatiques des enfants. Il s'agit d'un jeu semi-structuré autour du thème du pique-nique à l'intérieur duquel l'enfant est invité à manifester 21 intentions de communication ou règles de la communication (voir le tableau 2.1). Par exemple, l'expérimentateur peut solliciter l'intention de s'objecter (dénier) en demandant à l'enfant de faire un choix entre une fourchette et une cuillère et en lui donnant l'opposé de son choix. Ainsi, il est possible de vérifier si l'enfant manifeste un refus dans les cas où cela ne correspond pas à son choix. Le déroulement du protocole *pique-nique* dure environ 10 minutes. Dans ce protocole, si l'enfant échoue dans la manifestation d'une intention de communication sollicitée, l'expérimentateur la sollicite une seconde fois seulement. Il est à noter qu'un encodeur a vérifié le codage initial des intentions de communication par l'expérimentateur, et ce, en réécoutant 5 % des bandes vidéo des entrevues. Dans 85,7 % des cas, les réponses entre les deux encodeurs sont demeurées fidèles.

Tableau 2.1
Intentions de communication et règles de la communication chez l'enfant

Intentions et règles	*Exemples*
Demander un objet	L'enfant est-il en mesure de demander un objet hors de sa portée, mais à sa vue ?
Demander une action	Est-il en mesure de demander à l'autre d'accomplir une action pour lui ?
Formuler une hypothèse	Peut-il formuler une hypothèse ou suggérer des pistes d'explication à une situation précise ?
Demander une clarification	Demande-t-il des clarifications lorsqu'il ne comprend pas ?
Faire un choix	Peut-il choisir entre deux choses ?
Dénier	Peut-il refuser quelque chose si cela ne correspond pas à son choix ?
Prédire	Peut-il prédire des faits, par exemple en demandant à l'autre : « Qu'est-ce qu'on fait, maintenant ? »
Demander une information	Demande-t-il des informations ?
Commenter un objet	Pendant le jeu, peut-il commenter un objet ?
Décrire un événement	Peut-il décrire un événement, comme en répondant à la question : « Mais qu'est-ce qui s'est passé ? »
Donner des raisons	Peut-il donner des raisons relatives à cet événement ?
Répondre	Durant le jeu, l'enfant répond-il à différentes demandes, questions, suggestions, etc. ?
Respecter le tour de parole	Attend-il son tour avant de parler ? Laisse-t-il aussi la parole à l'autre ?
Porter attention à la personne qui parle	Regarde-t-il la personne qui s'adresse à lui et à qui il parle ?
Acquiescer	Fait-il des signes non verbaux comme hocher de la tête pour signifier son acquiescement ?
Initier un thème	Initie-t-il un nouveau thème ou sujet de conversation, par exemple après un silence dans la conversation ?
Changement de thème (ou de sujet)	Change-t-il de thème ou de sujet de conversation, par exemple après un silence dans la conversation ?
Maintien du thème (ou du sujet)	Maintient-il le thème de la conversation en cours ?
Initier la conversation	Lorsque l'interlocuteur ne mène plus la conversation et qu'il devient silencieux, l'enfant suscite-t-il à nouveau la conversation ?
Poser des questions pour alimenter la conversation	Pose-t-il spontanément des questions qui ont pour effet d'alimenter la conversation ?
Clarifier	Clarifie-t-il ses paroles lorsque l'interlocuteur ne comprend pas ?

Source : Adaptation de Creaghead (1984).

2.3. Procédure

Les enfants ont été recrutés dans 13 centres de la petite enfance (CPE) situés sur l'Île de Montréal. Une fois que les éducatrices acceptaient de participer volontairement à la recherche, des documents étaient acheminés aux parents des enfants afin de confirmer la participation et l'éligibilité de leur enfant (formulaire de consentement et questionnaire sociodémographique). Une fois ces documents complétés, les parents les remettaient à l'éducatrice de leur enfant ou les retournaient dans une enveloppe préaffranchie. Il est à noter que les données ont été récoltées à l'automne 2006 et à l'automne 2007 au centre de la petite enfance, dans le cadre d'une entrevue semi-structurée menée par des expérimentateurs ayant préalablement reçu une formation de 10 heures. Les questionnaires auprès de l'éducatrice ont été remis sur place et retournés dans une enveloppe préaffranchie.

3. RÉSULTATS

La présentation des résultats est répartie en trois sections. La première section traite du vocabulaire, alors que la deuxième section présente les résultats liés aux habiletés pragmatiques. Enfin, la troisième section étudie le lien entre ces deux variables, soit entre le vocabulaire et les habiletés pragmatiques des enfants.

3.1. Vocabulaire des enfants

Afin d'évaluer le vocabulaire des enfants âgés en moyenne de 4 ans et 8 mois, des analyses descriptives sont réalisées à l'*ÉVIP*. La figure 2.1 montre que le score moyen normalisé selon l'âge des enfants est de 117, 9 (*ET* = 21,6). Le score minimum est de 62 et le score maximum est de 160. En termes d'âge, ces résultats correspondent à un niveau de vocabulaire moyen d'un enfant de 5,5 ans (*ET* = 1,7 ans), allant de 2 ans à 9,11 ans.

3.2. Habiletés pragmatiques des enfants

Afin d'examiner les habiletés pragmatiques manifestées par les enfants, des analyses descriptives ont été effectuées à partir des données tirées du protocole *pique-nique*. Pour chaque intention de communication et règle de la communication sollicitée, le pourcentage d'enfants ayant manifesté ou non cette intention après deux essais a été comptabilisé.

Figure 2.1
Données descriptives du niveau de vocabulaire réceptif des enfants

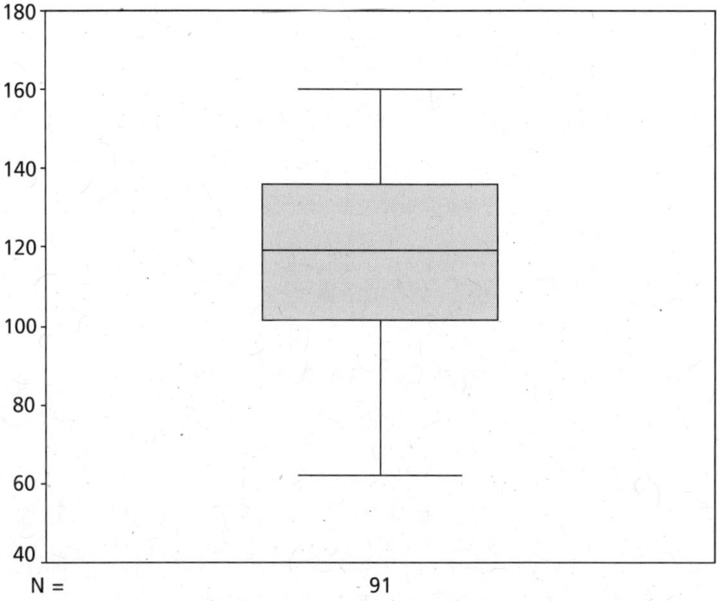

Note : Le nombre total d'enfants pour lesquels nous possédons cette information est de 91 plutôt que 99.

La figure 2.2 nous permet d'affirmer que 95 % et plus des enfants de l'échantillon sont en mesure de clarifier, faire un choix, maintenir un thème, porter attention, respecter les tours de parole, terminer une conversation, répondre, formuler une hypothèse, décrire un événement et acquiescer. La figure 2.2 nous permet aussi de constater que 80 % et plus des enfants ont la capacité de commenter un objet, donner une raison, demander de l'information, poser une question, saluer et prédire. L'intention de dénier est manifestée par 79 % des enfants, celles d'initier une conversation et d'initier un thème ou sujet de conversation par 78 % des enfants et celle de demander un objet par 77 % des enfants de l'échantillon. L'intention de demander une action et celle de changer de thème ou de sujet de conversation sont manifestées par 74 % et 69 % des enfants respectivement.

Figure 2.2
Pourcentage d'intentions de communication (buts) et de règles de la communication réussies par les enfants

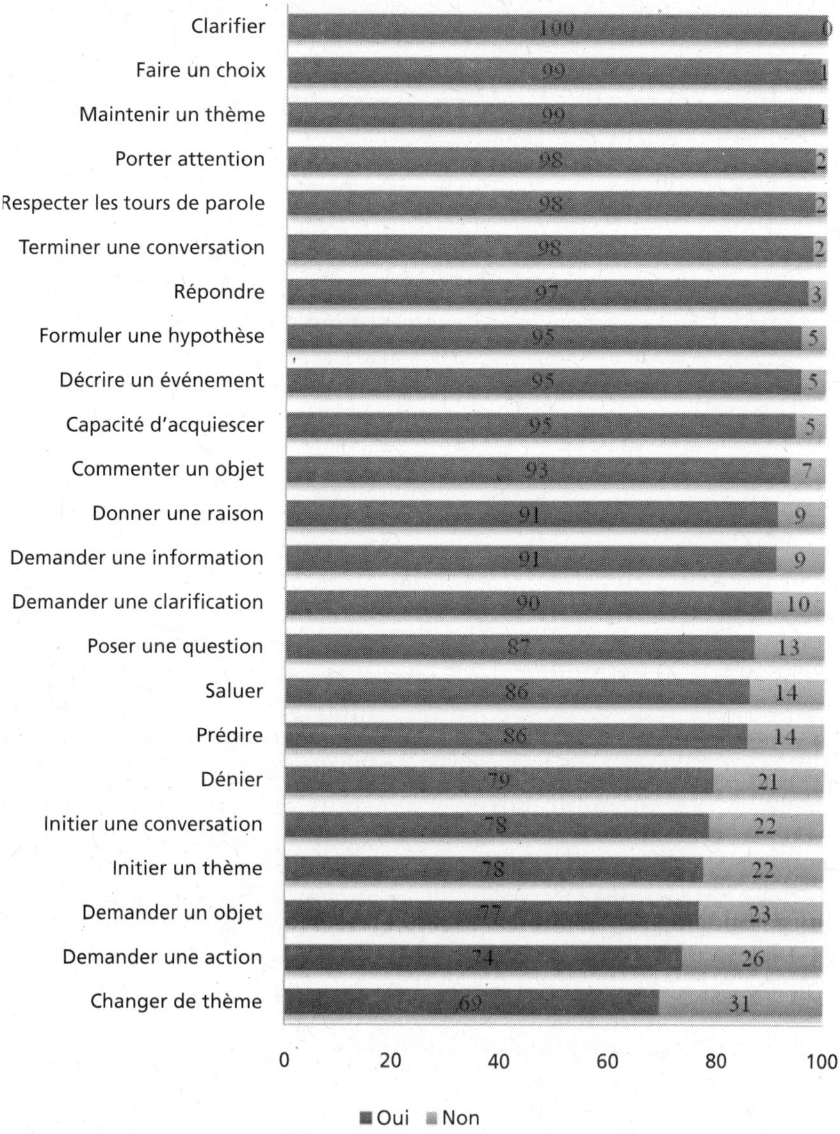

3.3. Relation entre le vocabulaire et les habiletés pragmatiques des enfants

Afin de déterminer si le niveau de vocabulaire réceptif (mots compris) influence les habiletés pragmatiques des enfants, des analyses statistiques ont été effectuées entre le score à l'*ÉVIP* et celui au protocole du *pique-nique*. Pour ce faire, les enfants ont été divisés en deux groupes selon que leur score à l'*ÉVIP* se situait sous ou au-dessus de la moyenne de l'échantillon. Aussi, un score moyen pour chaque intention de communication a été calculé de la façon suivante : l'enfant obtient 1 point s'il réussit à émettre l'intention au premier essai, 5 points s'il ne réussit qu'au second essai et 0 point s'il échoue aux deux essais.

Pour vérifier s'il existe un lien entre la taille du vocabulaire réceptif et les habiletés pragmatiques, une analyse de la variance univariée (*ANOVA*) a été effectuée. Les résultats traduisent un lien significatif entre ces deux variables, $F(1, 91) = 7{,}58$, $p = {,}007$. Plus précisément, les enfants qui ont un niveau de vocabulaire réceptif plus élevé que la moyenne de leurs pairs manifestent plus d'intentions de communication ($M = {,}88$; $ET = {,}07$) que ceux ayant un niveau de vocabulaire réceptif inférieur à la moyenne de leurs pairs ($M = {,}82$; $ET = 13$).

De manière à pousser plus loin l'étude de cette relation, des ANOVAs ont été effectuées entre le niveau de vocabulaire et chacune des intentions de communication ou règles de la communication. Les analyses ont révélé des différences significatives pour 5 des 23 intentions de communication ou règles de la communication : capacité à faire des demandes de clarification $F(1, 91) = 11{,}87$, $p = {,}001$, d'acquiescer $F(1, 90) = 5{,}41$, $p = {,}022$, de poser une question $F(1, 83) = 6{,}87$ $p = {,}010$, de dénier $F(1, 91) = 6{,}87$, $p = {,}010$ et d'initier une conversation $F(1, 87) = 4{,}32$, $p = {,}041$. La figure 2.3 présente les résultats relatifs aux habiletés pragmatiques des enfants en fonction de leur niveau de vocabulaire. On y observe que les enfants ayant un niveau de vocabulaire supérieur à la moyenne de leurs pairs ont une plus grande capacité à faire des demandes de clarification ($M = {,}94$, $ET = {,}16$), à acquiescer ($M = {,}98$, $ET = {,}15$), à poser une question ($M = {,}93$, $ET = {,}23$), à dénier ($M = {,}84$, $ET = {,}33$) et à initier une conversation ($M = {,}98$; $ET = {,}15$), comparativement aux enfants ayant un niveau de vocabulaire inférieur à la moyenne de leurs pairs (respectivement, $M = {,}72$ et $ET = {,}40$; $M = {,}86$ et $ET = {,}31$; $M = {,}73$ et $ET = {,}41$; $M = {,}63$ et $ET = {,}45$; $M = {,}86$ et $ET = {,}33$).

Figure 2.3
Pourcentage d'intentions de communication et de règles de la communication manifestées par les enfants en fonction de leur niveau de vocabulaire réceptif

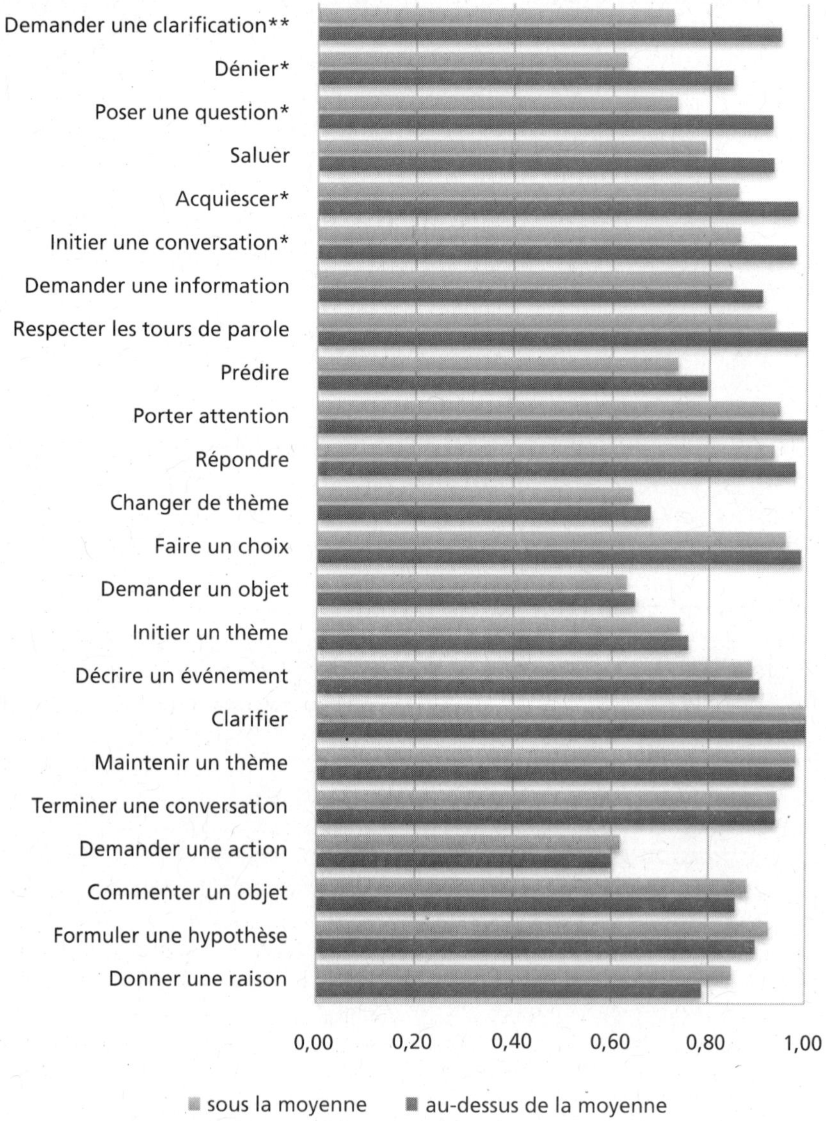

Note : ** $p < ,01$ et *$p < ,05$

4. DISCUSSION

Le premier objectif de cette étude consistait à décrire le vocabulaire et les habiletés pragmatiques des enfants de 4 ans qui fréquentent des centres de la petite enfance. Le deuxième objectif était de déterminer si la taille du vocabulaire réceptif était reliée aux habiletés pragmatiques des enfants. En ce qui a trait au niveau de vocabulaire, les résultats montrent que les enfants obtiennent en moyenne 18 points de plus que l'échantillon de normalisation, soit plus d'un écart-type de différence. Cet écart est considérable puisqu'il suffit de 15 points d'écart pour que la différence soit statistiquement et cliniquement significative. Cela veut dire que les enfants de cet échantillon possèdent de façon générale un niveau de vocabulaire réceptif plus élevé que les enfants de leur âge.

De même, sur le plan des habiletés pragmatiques, la majorité des enfants de l'échantillon ont manifesté toutes les intentions de communication sollicitées. Ainsi, à l'âge de 4 ans et 8 mois, la majorité des enfants sont en mesure de commenter un objet, donner une raison, demander de l'information, poser une question, saluer, prédire, dénier, initier une conversation et un thème ou sujet de conversation, demander un objet, demander une action et changer de thème ou de sujet de conversation. De deux choses l'une : soit que les enfants à l'étude ont des habiletés pragmatiques supérieures à la moyenne des enfants de leur âge, comme en témoignent leurs résultats au test de vocabulaire, soit que le protocole permettant d'évaluer ces habiletés pragmatiques n'a pas permis de discriminer les enfants entre eux.

En effet, le protocole de passation du *pique-nique* a été construit pour les enfants âgés de 3 à 5 ans ayant un développement typique. Cependant, et tel que Creaghead (1984) le mentionne, la plupart des éléments de ce protocole sont réussis par les enfants de 3 ans. Il est donc probable qu'un effet de plafonnement se manifeste lorsqu'il est utilisé avec des enfants âgés entre 4 et 5 ans. De plus, cet instrument ne mesure que la présence ou l'absence d'intentions de communication, plutôt que le niveau ou encore la façon dont les intentions sont manifestées par l'enfant. Par exemple, il est possible que l'enfant manifeste l'intention de dénier en criant plutôt qu'en utilisant des mots appropriés. Ainsi, en mesurant le niveau ou la qualité des intentions de communication, il serait plus probable de distinguer les enfants entre eux.

En ce qui a trait à la relation entre le vocabulaire et la pragmatique, on note un effet significatif de la taille du vocabulaire réceptif sur les habiletés pragmatiques (score total) des enfants. Plus particulièrement, on observe que le niveau de vocabulaire réceptif influence cinq habiletés pragmatiques sur 21, soit la capacité de l'enfant de formuler des demandes de clarification, d'acquiescer, de poser une question, de dénier et d'initier une conversation. Ainsi, les enfants qui ont un niveau de vocabulaire réceptif (mots compris) supérieur à la moyenne de leur pairs sont plus en mesure de formuler ces intentions de communication que les enfants ayant un niveau de vocabulaire moindre. À l'instar d'études sur le sujet, les résultats montrent que les enfants qui affichent un plus grand répertoire de mots, quoique de type réceptif ici, ont de plus grandes habiletés à communiquer (Bonifacio *et al.*, 2007; Leaper et Smith, 2004). Ces résultats semblent suggérer qu'en favorisant le développement d'un vocabulaire riche et diversifié chez l'enfant on favorise ses habiletés à communiquer et donc, à entrer en interaction avec autrui. En d'autres mots, plus le répertoire de mots de l'enfant est étendu, plus l'enfant est susceptible de communiquer efficacement avec les autres, en y sélectionnant les mots appropriés, par exemple.

Il faut par ailleurs souligner que la taille de l'échantillon à l'étude est réduite; cela fait en sorte qu'il est hasardeux de généraliser les conclusions dégagées à l'ensemble des enfants québécois. D'autres études transversales ou longitudinales de plus grande envergure seront nécessaires pour confirmer ces résultats. De même, l'utilisation d'un outil normalisé et validé pour mesurer la pragmatique des enfants améliorerait la portée des résultats. D'autres études devraient donc s'attarder à développer une mesure fiable et valide pour les enfants franco-québécois, notamment en contexte de services de garde éducatifs. Considérant le fait que près de 65 % des enfants fréquentent un service de garde au Québec sur une base quotidienne (Gouvernement du Québec, 2007), et que la pragmatique varie en fonction du contexte d'énonciation, il conviendrait d'étudier cette composante du langage peu fouillée dans le cadre de ce milieu éducatif.

Il faut rappeler que les résultats de cette étude suggèrent que les enfants de 4 ans et 8 mois ont suffisamment de connaissances sur le langage et la communication pour être en mesure de manifester plusieurs intentions de communication et de respecter certaines règles de la communication. Cela signifie qu'il est important de laisser les enfants exprimer leurs besoins, intérêts, émotions, pensées, et de les inciter à faire des commentaires sur des objets ou des évènements par exemple, puisqu'ils ont la capacité de le faire. Pour cela, il est essentiel que l'éducatrice donne le temps à l'enfant de formuler ses phrases et qu'elle porte une attention particulière à ce que l'enfant dit en lui laissant l'initiative, en se mettant physiquement à son niveau et en poussant juste un peu plus loin son niveau de langage (Bouchard, 2008; Bouchard et Charron, 2008). De plus, il faut savoir que lorsque l'on permet à l'enfant d'initier et de guider la conversation et de choisir des thèmes qui l'intéressent, cela lui permet d'utiliser pleinement sa pensée pour exprimer des idées plus complexes et plus élaborées que lorsque c'est l'adulte qui initie et dirige cette même conversation (Montie, Xiang et Schweinhart, 2006).

En somme, les éducatrices en services de garde éducatifs sont des personnes privilégiées pour favoriser le développement du langage des enfants dont elles ont la responsabilité quotidienne. En suscitant le développement de leur vocabulaire et de leurs habiletés pragmatiques, elles favorisent la qualité des rapports qu'ils entretiennent avec autrui, prévenant ainsi bon nombre de difficultés d'adaptation présentes et ultérieures.

RÉFÉRENCES

BARRETT, M. (1999). *The Development of Language,* Hove, Psychology Press.

BEITCHMAN, J. (2005). « Développement du langage et impacts sur le développement psychosocial et socioaffectif des enfants », dans R.E. Tremblay, R.G. Barr et R. de V. Peters (dir.), *Encyclopédie sur le développement des jeunes enfants,* <www. excellence-jeunesenfants.ca/documents/BeitchmanFrxp.pdf>, consulté le 17 septembre 2007.

BERNICOT, J., A. TROGNON, M. GUIDETTI et M. MUSIOL (2002). *Pragmatique et psychologie,* Nancy, Presses universitaires de Nancy.

BOUCHARD, C. (2006a). *Questionnaire sur les caractéristiques de l'enfant et de son éducatrice,* Montréal, Laboratoire de recherche en éducation à la petite enfance, Université du Québec à Montréal. Inédit.

BOUCHARD, C. (2006b). *Pique-nique : adaptation du protocole « Peanut Butter Protocol » de Creaghead,* Montréal, Laboratoire de recherche en éducation à la petite enfance, Université du Québec à Montréal. Inédit.

BOUCHARD, C. (2008). « Développement du langage des enfants de 0 à 3 ans », dans C. Bouchard (dir.), *Le développement global de l'enfant de 0 à 5 ans en contextes éducatifs,* Québec, Presses de l'Université du Québec.

BOUCHARD, C. et A. CHARRON (2008). « Développement du langage et littératie des enfants de 3 à 5 ans », dans C. Bouchard (dir.), *Le développement global de l'enfant de 0 à 5 ans en contextes éducatifs,* Québec, Presses de l'Université du Québec.

BOUCHARD, C., R. CLOUTIER, F. GRAVEL et A. SUTTON (2008). « The role of language skills in perceived prosociality », *European Journal of Developmental Psychology, 5*(3), p. 338-357.

BOUCHARD, C. et C. SUTTON (2006). *Questionnaire sociodémographique,* Montréal, Laboratoire de recherche en éducation à la petite enfance, Université du Québec à Montréal. Inédit.

BOUCHARD, C., N. TRUDEAU, N. BIGRAS et A. SUTTON (2008). « Vocabulaire des enfants âgés entre 8 et 30 mois qui fréquentent un service de garde structuré », dans N. Bigras et G. Cantin (dir.), *Dix ans après la politique familiale, quelle est la place des CPE dans la société québécoise?*, Québec, Presses de l'Université du Québec.

BOYSSON-BARDIES, B. de (1999). *Comment la parole vient aux enfants*, Paris, Odile Jacob.

CHARRON, A. et C. BOUCHARD (2008). « L'importance de soutenir le langage et la littératie précoce chez les enfants en services de garde éducatifs », dans N. Bigras et G. Cantin (dir.), *Dix ans après la politique familiale, quelle est la place des CPE dans la société québécoise?*, Québec, Presses de l'Université du Québec.

CLOUTIER, R. (2005). « Langage et culture », dans R. Cloutier, P. Gosselin et P. Tap (dir.), *Psychologie de l'enfant*, 2e éd., St-Laurent, Gaëtan Morin éditeur/Chenelière éducation.

CREAGHEAD, N. (1984). « Strategies for evaluating and targeting pragmatic behaviors in young children », *Seminars in Speech and Language*, *5*, p. 241-252.

DARDIER, V. (2004). *Pragmatique et pathologies. Comment étudier les troubles de l'usage du langage*, Rosny-sous-Bois, Bréal.

DUNN, L.M., C.M. THERIAULT-WHALEN et L.M. DUNN (1993). *Échelle de vocabulaire en images peabody*, Toronto, PSYCAN.

GOLDER, C., D.-G. BRASSART et D. GAONAC'H (1995). « Le développement du langage », dans D. Gaonac'h et C. Golder (dir.), *Profession enseignant : manuel de psychologie pour l'enseignement*, Paris, Hachette, p. 312-357.

GOUVERNEMENT DU QUÉBEC (2007). *Statistiques : services de garde*, <www.mfa.gouv.qc.ca/statistiques/services-de-garde/index.asp>, consulté le 17 septembre 2007.

HUNT, P., M. ALWELL, L. GOETZ et W. SAILOR (1990). « Generalized effects of conversation skill training », *Journal of the Association for Persons with Severe Handicaps*, *15*(4), p. 250-260.

LEAPER, C. et T.E. SMITH (2004). « A meta-analytic review of gender variations in children' language use : Talkativeness, affiliative speech, and assertive speech », *Developmental Psychology*, *40*(6), p. 993-1027.

MONTIE, J.E., Z. XIANG et L.J. SCHWEINHART (2006). « Preschool experience in 10 countries : Cognitive and language performance at age 7 », *Early Childhood Research Quarterly*, *21*, p. 313-331.

OSTROSKY, M. et A. KAISER (1995). « The effects of a peer-mediated intervention on the social communicative interactions between children with and without special needs », *Journal of Behavioral Education*, *5*, p. 151-171.

SCHICKEDANZ, J.A., D.I. SCHICKEDANZ, P.D. FORSYTH et G.A. FORSYTH (2001). « The development of language and communication in preschool children », dans J.A. Schickedanz, D.I. Schickedanz, P.D. Forsyth et G.A. Forsyth, *Understanding children and adolescents*, 4e éd., Boston, Allyn and Bacon, p. 332-368.

CHAPITRE 3

Comment faciliter le développement du vocabulaire chez les jeunes enfants à risque?

Une approche basée sur la recherche

Christa Japel, Delphine Vuattoux et Éric Dion
Université du Québec à Montréal

Deborah C. Simmons
Texas A&M University

RÉSUMÉ

Les compétences en lecture sont la clé d'une intégration réussie dans notre société. Au moment de l'entrée à la maternelle, les enfants possèdent normalement des habiletés les prédisposant à l'apprentissage de la lecture. Ces habiletés varient cependant en fonction des compétences langagières acquises antérieurement et plus particulièrement du milieu socioéconomique de provenance de l'enfant. Nous observons, en effet, une inégalité alarmante entre les enfants de différents milieux quant à l'étendue et à la richesse de leur vocabulaire. Devant l'importance d'intervenir de façon précoce, nous avons développé une approche novatrice et basée sur des recherches ayant fait leurs preuves, dont l'objectif est d'améliorer le vocabulaire des enfants à risque d'âge préscolaire. Trente livres pour enfants *Mimi et ses amis* ont été spécialement écrits et illustrés en se basant sur un corpus de mots précis identifiés comme étant connus par des enfants issus de milieux favorisés, mais inconnus pour des enfants à risque. Le but de cet article est de présenter les bases théoriques ainsi que les applications concrètes de cette intervention actuellement en cours de validation.

1. LE DÉVELOPPEMENT DU VOCABULAIRE ET LES DISPARITÉS SOCIOÉCONOMIQUES

L'un des accomplissements majeurs que connaît l'enfant au cours de son développement, et particulièrement au cours des années préscolaires, est l'acquisition des habiletés langagières qui lui permettent de comprendre et de communiquer avec le monde qui l'entoure. D'un vocabulaire limité entre 10 à 20 mots en moyenne à l'âge de 18 mois, le vocabulaire des enfants augmente rapidement pour atteindre environ 1 000 mots à l'âge de 3 ans, permettant ainsi à un enfant moyen de communiquer d'une façon intelligible et toujours plus complexe (Lewis et Bremner, 2005). À partir de 3 ans, il est difficile de mesurer le vocabulaire que l'enfant utilise, mais le nombre de mots que les enfants comprennent est toujours plus grand que le nombre de mots qu'ils emploient réellement. À 5 ans, par exemple, on s'attend à ce qu'un enfant moyen connaisse entre 4 000 et 5 000 mots et acquière presque autant de mots additionnels pendant cette année. Ainsi, avant l'âge de 6 ans, les enfants possèderont un lexique mental d'environ 10 000 mots (Anglin, 1993).

Les compétences prédisposant l'enfant à l'apprentissage de la lecture sont reliées aux capacités langagières qu'il possède en entrant dans le système scolaire (Duncan *et al.*, 2007). L'étendue du vocabulaire d'un enfant facilite sa reconnaissance du mot, et par conséquent, ses premières habiletés en lecture telles que le décodage, mais également des processus futurs plus complexes tels que la compréhension des textes (Storch et Whitehurst, 2002). La connaissance du vocabulaire est, en effet, fortement corrélée avec la lecture et la compréhension. Cela n'est pas étonnant puisqu'un lecteur doit connaître environ 90 à 95 % des mots d'un texte pour pouvoir le lire et le comprendre correctement (Stahl, 2003). L'acquisition précoce d'un vocabulaire étendu augmente la compréhension de la langue parlée et écrite, ainsi que la capacité à deviner correctement ce que des mots peu familiers peuvent signifier, permettant ainsi au lecteur de porter toute son attention sur la compréhension de ce qu'il est en train de lire (Hirsch, 2003).

Sachant que le décodage et la compréhension de textes sont des habiletés de base, il n'est pas surprenant que les capacités langagières des enfants d'âge préscolaire soient de bons prédicteurs de leur succès futur à l'école. Par exemple, les données de six études longitudinales menées en Amérique du Nord et en Europe montrent qu'un des facteurs prédictifs les plus solides de la réussite scolaire correspond aux apprentissages réalisés pendant la période préscolaire. Ainsi, la connaissance des nombres, des lettres, ainsi que la signification des mots, sont fortement reliées aux apprentissages ultérieurs (Duncan *et al.*, 2007). De tels résultats prouvent donc clairement que la connaissance engendre la connaissance et que la maîtrise de ces habiletés à l'entrée à l'école détermine en grande partie la trajectoire scolaire que vivra l'enfant.

Les comportements et les habiletés précoces liés à un bon développement de la lecture - habituellement désignés sous le nom de prélittératie ou d'habiletés émergentes de littératie - varient en grande partie selon le degré de stimulation que l'enfant reçoit de ses parents et des personnes qu'il côtoie dans son environnement, comme son éducatrice en service de garde. Le degré de stimulation que les parents peuvent fournir est lui-même étroitement lié à certaines de leurs caractéristiques telles que leur revenu et leur niveau d'éducation. Ces variables contribuent à des écarts socioéconomiques importants relativement aux premières habiletés en vocabulaire de l'enfant (Smith, Brooks-Gunn et Klebanov, 1997; Willms, 2002). Hart et Risley (2003) suggèrent que l'exposition à la langue est un élément central contribuant à ces écarts. En comparant la quantité de mots auxquels les enfants de différents milieux socioéconomiques sont exposés, ces chercheurs ont relevé des différences considérables. En effet, les enfants dont les parents sont des professionnels entendent environ 11,2 millions de mots par an, les enfants des familles de classe ouvrière en entendent 6,5 millions, tandis que ceux dont les parents reçoivent de l'aide sociale en entendent seulement 3,2 millions. Sur quatre ans, cette différence devant le nombre de mots auxquels un enfant est exposé peut atteindre un maximum de 32 millions de mots, une *catastrophe précoce* pour Hart et Risley. Cette inégalité sera intensifiée au fur et à mesure du cheminement scolaire de l'enfant étant donné que de bonnes habiletés de base sont néessaires pour que l'enfant puisse profiter pleinement des occasions d'apprentissage que l'école lui offre (Graves, Brunetti et Slater, 1982). Stanovich (1986) parle ainsi de l'*effet Mathieu* en lecture pour qualifier cet écart croissant en référence à l'idée que les riches s'enrichissent tandis que les pauvres deviennent plus pauvres.

Surmonter cette première inégalité représente donc un énorme défi et souligne l'importance de mettre l'emphase sur le développement explicite du vocabulaire avant les premières années de scolarité, et cela, particulièrement pour les enfants issus de milieux moins stimulants. Les services de garde éducatifs destinés à la petite enfance représentent un milieu privilégié pour offrir un tel soutien.

2. L'ACQUISITION DU VOCABULAIRE CHEZ LES ENFANTS EN BAS ÂGE

Alors que pour les élèves plus vieux, le vocabulaire se développe par la lecture, les enfants en bas âge dépendent essentiellement du contact avec le langage oral pour apprendre de nouveaux mots et leur signification (Anderson et Nagy, 1992; Becker, 1977). Il a été démontré que la lecture de livres d'histoires par l'adulte est un moyen efficace pour augmenter le vocabulaire d'enfants d'âge préscolaire (Bus, van Ijzendoorn et Pellegrini, 1995; Elley, 1989; Robbins et Ehri, 1994; Sénéchal et Cornell, 1993). Cependant, contrairement à la lecture traditionnelle d'histoires où l'adulte lit et l'enfant écoute, les enfants doivent participer et être engagés dans l'activité pour favoriser l'apprentissage de nouveaux mots de vocabulaire (Hargrave et Sénéchal, 2000; Sénéchal, Thomas et Monker, 1995; Whitehurst *et al.*, 1994; Whitehurst *et al.*, 1999). En outre, des lectures répétées du même livre (Robbins et Ehri, 1994; Sénéchal *et al.*, 1995) où le vocabulaire est présenté de façon systématique et rigoureuse par l'éducatrice se sont avérées être un facteur important dans l'acquisition de nouveaux mots (Kame'enui *et al.*, 2002; Simmons *et al.*, 2002).

Les activités de lecture de livres d'histoires ne sont toutefois pas efficaces de façon identique pour tous les jeunes enfants. Les enfants qui ont un vocabulaire initial restreint ne retirent pas les mêmes bénéfices de cette activité que ceux possédant déjà un vocabulaire plus étendu. Les différences entre les enfants continuent alors à s'accentuer avec le temps (Robbins et Ehri, 1994; Sénéchal *et al.*, 1995; Stanovich, 1986). Il est donc primordial de donner des informations explicites quant aux nouveaux mots rencontrés pendant la lecture pour soutenir l'apprentissage des enfants à risque de difficultés ultérieures (Biemiller et Slonim, 2001; Simmons *et al.*, 2002). Les interventions prenant cela en considération donnent des résultats positifs pour les enfants à risque âgés de 4 à 6 ans. Par exemple, Penno, Wilkinson et Moore (2002) ont montré des effets bénéfiques pour les enfants de première année si la signification des mots de vocabulaire était expliquée à la fois avant et pendant la lecture de l'histoire. Des résultats similaires ont été rapportés par Wasik et Bond (2001), dont l'intervention pour les enfants de 4 ans comprenait à la fois la lecture interactive de livres accompagnée de l'explication du vocabulaire, ainsi que des occasions multiples pour que les enfants emploient les mots dans des contextes reliés à l'histoire. En outre, les résultats d'une étude menée par Coyne, Simmons, Kame'enui et Stoolmiller (2004) suggèrent que l'enseignement explicite de la signification des mots au cours de la lecture de l'histoire aide à réduire l'écart de vocabulaire entre les enfants de milieux socioéconomiques différents. Coyne et ses collègues ont constaté que cette approche était particulièrement bénéfique pour les enfants avec des habiletés de vocabulaire réceptif plus faibles puisque ces derniers ont démontré de plus grands gains que les enfants avec un vocabulaire réceptif plus élevé. Pris ensemble, ces résultats montrent la pertinence d'une lecture explicite et interactive des livres d'histoires avec des enfants en bas âge. Malheureusement, la plupart des efforts sont destinés à des enfants qui sont déjà entrés dans le système scolaire. Nous manquons donc l'occasion d'une *remédiation intelligente* (Coyne, Simmons et Kame'enui, 2004) qui stimule le développement optimal du vocabulaire pendant la petite enfance (Hirsch, 2003).

Il semble évident que des mesures préventives pour réduire ces inégalités entre les enfants provenant de milieux socioéconomiques différents devraient être mises en place avant l'âge de 5 ans, c'est-à-dire avant que les enfants n'entrent dans le système scolaire. L'année précédant l'entrée en maternelle semble donc être une période optimale pour mener des interventions visant des habiletés de prélittératie, du fait que les enfants possèdent déjà tous un niveau de base en vocabulaire réceptif et expressif (Wasik et Bond, 2001) et que la majorité d'entre eux se retrouve en milieu de garde. En effet, plus de 80 % des enfants de 4 ans au Québec sont en CPE ou en service de garde en milieu familial. Un quart d'entre eux – les enfants issus de familles à faible revenu – se retrouve en prématernelle (Japel, Tremblay et Côté, 2005).

3. PROGRAMMES AU PRÉSCOLAIRE ET DÉVELOPPEMENT DU LANGAGE

Bien que les parents demeurent indéniablement une source importante de stimulation, les milieux de garde sont un moyen intéressant pour venir compenser certaines défaillances de la famille en ce qui concerne le développement du langage. En effet, la majorité des enfants passe plus de temps en service de garde qu'auprès de leurs parents. Cependant, cette compensation est elle-même reliée à la qualité des soins et de la stimulation éducative que l'enfant y reçoit. Des programmes d'intervention précoce de qualité tels que *High/Scope Perry Preschool Project* et l'*Abecedarian Project* ont donné des résultats positifs à court et à long terme en ce qui a trait à la lecture et aux capacités langagières (voir Campbell et Ramey, 1995; Schweinhart, Barnes et Weikart, 1993). Les données récentes de *Cost Quality and Child Outcomes* et l'étude du National Institute of Child Health and Human Development (NICHD) démontrent des corrélations positives semblables entre la fréquentation d'un milieu de garde de qualité et les capacités scolaires (NICHD, 2006; NICHD et Duncan, 2003; Peisner-Feinberg *et al.*, 2001).

3.1. Les services de garde éducatifs à la petite enfance au Québec et leur qualité

Malheureusement, les résultats de deux études à grande échelle menées récemment au Québec et visant à examiner la qualité de son réseau de services de garde indiquent que la majorité des milieux sont de qualité minimale. Certes, la santé et la sécurité des enfants ne sont généralement pas compromises, mais les interactions entre l'enfant et le personnel, tout comme les activités proposées dans le programme, manquent bien souvent de composantes éducatives favorisant le développement social, émotif et cognitif de l'enfant (Drouin *et al.*, 2004 ; Japel *et al.*, 2005). En ce qui concerne le développement du langage, l'étude *Grandir en qualité* (Drouin *et al.*, 2004) a constaté que le personnel éducateur fournit un appui plutôt faible pour soutenir et enrichir le développement du langage des enfants. L'échelle d'évaluation de l'environnement préscolaire (Harms, Clifford et Cryer, 1998), utilisée dans l'étude *La qualité, ça compte !* (Japel *et al.*, 2005), mesure les divers aspects qui soutiennent le développement des habiletés de langage et de raisonnement des enfants, tels que l'accès aux livres (par exemple, nombre de livres mis à la disposition des enfants), la fréquence et la qualité des activités de langage réceptif (par exemple, les livres, le matériel langagier et les activités appropriées à l'âge des enfants), les activités employées par le personnel éducateur pour encourager les enfants à communiquer (par exemple, échanges sur les dessins, jeux de doigts, chansons, causeries), leur utilisation du langage pour développer les habiletés de raisonnement et la qualité des conversations entre le personnel éducateur et l'enfant. Alors que les services à but non lucratif (centres de la petite enfance) affichent une meilleure qualité que les garderies à but lucratif, les résultats obtenus à la sous-échelle « Langage et Raisonnement » montrent qu'ils n'atteignent généralement pas le niveau de qualité qui augmenterait les capacités langagières des enfants.

Plus précisément, le personnel éducateur encourage les enfants à communiquer et à converser tout au long de la journée, et dans la plupart des milieux, la lecture d'histoires est intégrée à la routine quotidienne. Cependant, le nombre de livres disponibles est limité et le niveau de langage employé par le personnel encourage d'une façon minimale à développer le vocabulaire et la compréhension des concepts et des relations logiques (Japel *et al.*, 2005). L'étude *La qualité, ça compte !* indique également que les enfants de milieux défavorisés sont plus susceptibles de se retrouver dans un milieu de garde de moins bonne qualité. Comme la formation et les compétences des membres du personnel éducateur sont fortement associées à la qualité de l'environnement éducatif qu'ils créent (Barnett, 2003), ces résultats montrent la nécessité de sensibiliser ces derniers à l'importance du développement du vocabulaire et de leur fournir la formation et le matériel adéquats pour soutenir ce développement.

4. *MIMI ET SES AMIS* – UNE APPROCHE NOVATRICE DE L'ENSEIGNEMENT EXPLICITE DU VOCABULAIRE

Actuellement, les éducatrices en services de garde et les enseignantes en maternelle accueillant des enfants francophones n'ont pas accès à des méthodes ayant fait leurs preuves pour aider les enfants de milieux défavorisés à enrichir leur vocabulaire. Notre approche face à ce problème est novatrice et elle s'appuie sur la recherche. Les programmes actuels ont commencé à élaborer des activités de lecture d'histoires à partir de la littérature enfantine existante. Coyne et ses collègues (2004), par exemple, ont sélectionné quarante livres primés et ont choisi trois mots dans chaque livre pour un enseignement explicite du vocabulaire. Ces mots choisis sont enseignés de façon explicite parce qu'ils ont été considérés par les chercheurs comme difficiles, mais également parce qu'ils ont été employés par l'auteur du livre. Cette façon de procéder mène donc à un choix intéressant mais arbitraire des mots enseignés (par exemple: « sushi », « gardien du zoo »).

De plus, comme les mots enseignés étaient abordés uniquement lors d'une seule histoire, l'occasion de les réviser plus tard dans l'année était limitée. Pour contourner ces limites, nous sommes donc partis des besoins en matière de vocabulaire des enfants. Nous avons commencé par identifier des mots connus par des enfants de milieux favorisés, mais inconnus de notre groupe d'enfants de milieux défavorisés. Parmi ce corpus, nous avons identifié un plus petit corpus de mots susceptibles d'être utiles pour comprendre des lectures de base. Puis, une fois que ce corpus d'environ 400 mots a été identifié, nous avons composé une série d'histoires dans lesquelles les mots ciblés sont présentés et révisés systématiquement. Ces histoires sont donc spécialement créées pour cibler l'apprentissage de mots précis généralement inconnus des enfants de milieux défavorisés. Les activités sont inspirées d'interventions de lecture de livres d'histoires dont l'efficacité a été démontrée (Coyne *et al.*, 2004; Penno *et al.*, 2002; Wasik et Bond, 2001). Nous avons mis en place des activités pédagogiques pour les éducatrices qui permettent d'aborder de manière précise les nouveaux mots et nous employons une routine de lecture interactive destinée à encourager la participation des enfants et à conserver leur attention.

4.1. Identification du corpus de vocabulaire et élaboration des activités

Les études descriptives du vocabulaire expressif des enfants francophones âgés de 4 à 5 ans sont presque inexistantes. En fait, la seule que nous avons retrouvée date de 1968 (Préfontaine et Préfontaine, 1968) et concerne les mots employés par des enfants âgés de 5 à 8 ans lors d'activités en classe. Cette liste de mots a été mise à jour en enlevant les anachronismes et en ajoutant des mots devant être connus, quarante ans plus tard, par les enfants de première année. En demandant à des enseignants et des éducateurs œuvrant en milieux favorisés et défavorisés si leurs groupes connaissaient les mots de cette liste, nous avons validé une version réduite de cette liste pour les enfants âgés de 4 ans. Cette procédure nous a permis d'identifier le vocabulaire qui distingue ces deux groupes. Ces mots sont donc à la base des trente histoires développées pour un enseignement explicite du vocabulaire. Chaque histoire propose cinq ou six nouveaux mots présentés de façon explicite (Omanson, 1982a, 1982b), et inclut également quatre à six mots vus précédemment. Pour nous assurer que les histoires étaient intéressantes et engageantes pour des enfants de 4 ans, nous avons sollicité la collaboration d'une auteure et illustratrice de renom au Canada, Marie-Louise Gay, qui est une experte dans le domaine et a reçu divers prix nationaux et internationaux. Les illustrations sont conçues pour que le mot abordé soit mis en valeur. C'est ainsi que la série *Mimi et ses amis* a vu le jour. La mission de Mimi l'abeille, mais également celle de Coco le cochon ou encore Kali la baleine, est de réussir à capter l'attention des enfants tout en leur donnant du plaisir à apprendre les mots nouveaux rencontrés dans l'histoire. Ces mots s'appellent des « mots magiques ».

4.2. Livrets pédagogiques et déroulement des activités

Chacune des trente histoires est accompagnée d'une activité pédagogique détaillée avec les définitions des mots ciblés à lire aux enfants (voir Coyne *et al.*, 2004). Ces activités pédagogiques permettent de standardiser l'implantation du projet en fournissant aux éducateurs/enseignants un verbatim accompagné d'exemples variés pour les activités suivant la lecture des histoires. Chaque histoire est lue à deux reprises et l'éducatrice doit mettre en place cette activité de lecture sur une base quotidienne, permettant ainsi la lecture d'au moins deux nouvelles histoires par semaine. Les histoires ciblent trois mots par lecture et sont suivies à chaque fois de trois activités destinées à expliquer, contextualiser et généraliser le nouveau mot. Par exemple, dans la première histoire, le mot « rayé » est introduit. Le tableau 3.1 et le texte suivant illustrent comment l'enseignement explicite de ce mot se déroule.

Tableau 3.1
Objectifs et consignes pour chacune des activités

	Objectif	*Consignes*
Définitions pendant la lecture	Expliquer le mot au moment où il se présente dans l'histoire. Le répéter avec sa définition et le faire répéter aux enfants.	*Rayé* veut dire quelque chose qui a des lignes de deux couleurs. Tu vois Mimi et les autres abeilles sont *rayées*, elles ont des lignes jaunes et noires. Elle a des lignes noires et jaunes. Elle est *rayée* de noir et de jaune. Maintenant, tout le monde redit le mot: « *rayé* ».
1re activité après la lecture	**Rappel**: Revenir avec les enfants sur le mot magique	Regarde Mimi et les autres abeilles. Tu te souviens de notre mot magique pour dire qu'elles ont des lignes de deux couleurs? Oui, *rayé* veut dire avec des lignes de deux couleurs.
2e activité après la lecture	**Discrimination**: Donner aux enfants différentes amorces correspondant ou non au mot magique.	Je vais te parler de certaines choses et si tu penses que ça a des lignes de deux couleurs, je veux que tu me dises « Oui ! ! ! C'est *rayé* ! ». Si tu penses que ça n'a pas des lignes de deux couleurs, dis-moi « Non, non, ce n'est pas *rayé* ! » – Un gant tout noir – Une abeille comme Mimi – Un zèbre – Une page toute blanche
3e activité après la lecture	**Généralisation**: Donner aux enfants un nouveau contexte leur permettant d'utiliser le mot magique	Maintenant, je vais te donner des exemples de phrases où tu dois retrouver un mot magique. Si Léa porte un chandail avec des lignes de deux couleurs. À quel mot magique, cela te fait penser?

4.2.1. Définitions pendant la lecture

Avant la lecture, on explique aux enfants qu'ils devront être très attentifs à nos trois nouveaux mots magiques du jour. Ces mots sont alors présentés et ils doivent tous être répétés par le groupe. Au cours de la lecture quotidienne, les enfants sont encouragés à lever la main dès qu'ils entendent un mot magique afin de leur donner la définition, et ce, dès qu'il se présente dans l'histoire. Ainsi, si nous prenons l'adjectif « rayé », par exemple, les enfants doivent lever la main lorsqu'ils entendent le mot dans la phrase « Mimi est une petite abeille rayée ». Une fois que les enfants ont levé la main et qu'ils ont été félicités par l'éducatrice, une courte définition leur est donnée : « *Rayé*, ça veut dire qui a des lignes de deux couleurs. Tu vois, Mimi a des lignes de deux couleurs, elle est *rayée.* » L'éducatrice insiste de façon appuyée sur le mot, les enfants doivent le répéter et la lecture est reprise. La procédure est identique lorsque les deux autres mots magiques sont présentés dans l'histoire.

4.2.2. Première activité

Après la lecture, la première activité est une activité de rappel. L'éducatrice reprend les illustrations de l'histoire et revient avec les enfants sur le mot magique relié à cette illustration. Ainsi, toujours pour le mot « rayé », elle reprend l'image des petites abeilles et demande aux enfants : « Est-ce que tu te souviens de notre mot magique pour dire quelque chose qui a des lignes de deux couleurs ? » L'adjectif « rayé » est alors répété avec les enfants.

4.2.3. Deuxième activité

Lors de la deuxième activité, les enfants sont mis dans un contexte où ils ont des choix à faire et doivent décider si l'amorce proposée correspond au mot magique. Ainsi, on leur demande si une page toute blanche ou un gant tout noir est rayé, si un zèbre est rayé, etc. Cette activité, qui ne nécessite plus le support visuel du livre, vise la discrimination et est destinée à élargir l'utilisation du mot à d'autres contextes que celui de l'histoire.

4.2.4. Troisième activité

Enfin, la troisième activité vise une nouvelle généralisation du mot. Ici aussi, et sans l'appui visuel des images du livre, on veille à ce que le contexte soit bien distinct de celui de l'histoire. On ne parle donc plus des abeilles rayées, mais on propose aux enfants un nouvel exemple tel que : « Aujourd'hui, Léa a un chandail qui a des traits de deux couleurs. À quel mot magique cela te fait penser ? »

La routine de la lecture et des activités qui y font suite demeure toujours la même et fonctionne sur le modèle que nous venons de présenter. Lors de la deuxième lecture, les mots sont relus et donc révisés, mais on s'intéresse ici à trois nouveaux mots magiques.

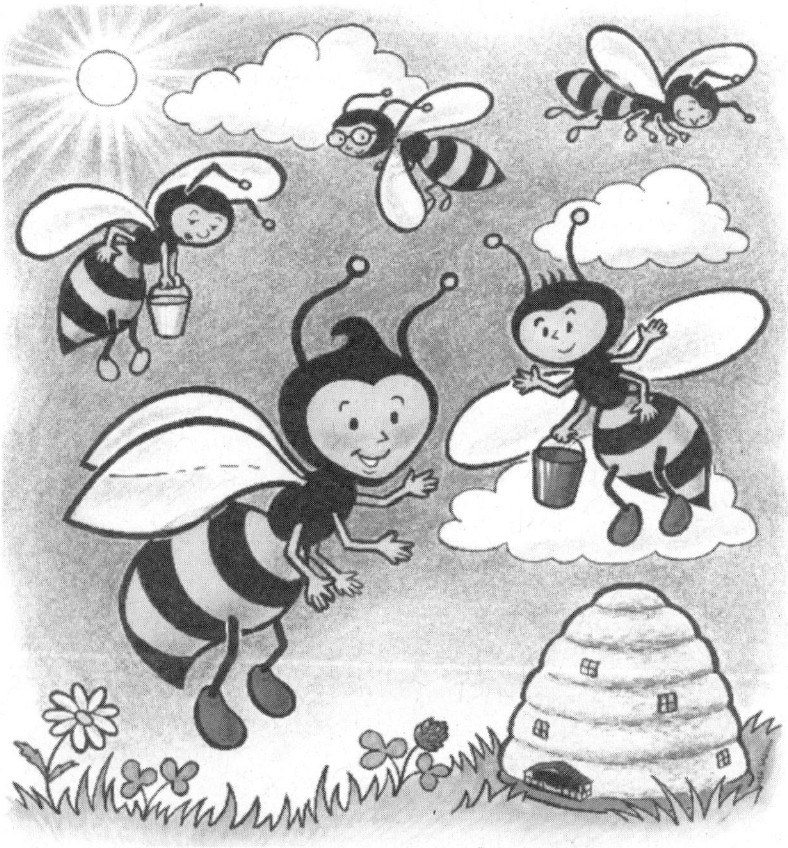

Mimi est une petite abeille comme les autres.
Elle est rayée de noir et de jaune. Puisqu'elle est rayée comme les autres abeilles, on ne peut la reconnaître pour cette raison.
Elle est une abeille curieuse et joyeuse.

1

Tiré des livres pour enfants réalisés dans le cadre de cette recherche.

4.3. Projet-pilote des activités

Deux CPE et une classe de prématernelle de quartiers défavorisés de Montréal ont expérimenté la version pilote de nos histoires. Six éducatrices ou enseignantes et leur groupe d'enfants âgés de 4 ans ont été aléatoirement sélectionnés à la condition contrôle (évaluation seulement) ou à la condition intervention. Les éducatrices et les enseignantes de cette dernière condition ont suivi une formation sur la façon d'employer le matériel et de présenter les activités (voir le tableau 3.1). Elles ont également reçu un soutien individuel fourni par une assistante de recherche qui, lors d'une activité de lecture, observait l'éducatrice pour s'assurer de la fidélité de l'implantation et qui, si cela s'avérait indiqué, offrait des suggestions pour améliorer le déroulement des activités.

Pour obtenir un profil du niveau de fonctionnement en ce qui a trait au vocabulaire réceptif, un prétest a été administré à tous les enfants en utilisant une version française validée du Peabody Picture Vocabulary Test (Dunn *et al.*, 1993). Puisque ce test est long à passer et parce qu'il n'est pas sensible aux effets d'intervention (voir Coyne *et al.*, 2004b), il ne sera pas employé pour le posttest. En revanche, la connaissance de la signification d'un échantillon des mots présentés dans les histoires est examinée au prétest et au posttest en suivant la procédure de Biemiller et Slomin (2001). En sélectionnant douze mots aléatoirement, nous avons alors demandé à chaque enfant de nous indiquer ce que signifie le mot clé dans une phrase (par exemple: « Mathieu part en *voyage*. Dans cette phrase, que veut dire le mot voyage? »).

CONCLUSION

Au regard de l'importance de l'apprentissage du vocabulaire dans les années précédant l'entrée à l'école, nous avons décidé de mettre en place une approche réunissant plusieurs méthodes ayant fait leur preuve auprès de jeunes enfants. Nous combinons donc la lecture d'histoires spécialement conçues pour cibler un vocabulaire précis, habituellement maîtrisé par les enfants de milieux favorisés, mais inconnu par ceux de milieux défavorisés, à l'enseignement explicite des nouveaux mots rencontrés. Nos activités autour de l'histoire visent à favoriser la mémorisation des mots, leur discrimination dans différents contextes et leur généralisation à d'autres situations.

Au début de l'intervention, lors de la lecture de la première histoire en classe, nous avons pu être témoin d'un bel exemple de l'efficacité d'un tel type d'activité. Toujours pour l'adjectif « rayé », l'un des enfants présents a observé attentivement son chandail (rayé) et s'est mis à verbaliser « Hey, mon chandail aussi est rayé ! », et son camarade a renchéri « Moi aussi, mes bas sont rayés ! », jusqu'à ce que tout le groupe d'enfants commence à chercher si l'un d'eux avait aussi un vêtement rayé ! Les résultats des enfants aux posttests administrés à la fin de l'intervention révéleront dans quel degré cette approche s'avère efficace pour diminuer l'écart du vocabulaire entre les enfants de différents milieux. Les commentaires reçus jusqu'à présent au cours de la phase pilote du projet nous révèlent que les enfants suivent attentivement le périple de Mimi, l'abeille, qu'ils ont hâte de connaître ses prochaines aventures et que les exercices proposés les encouragent à se servir des mots magiques présentés. De plus, le projet a permis aux éducatrices et professeures d'être plus sensibles aux besoins d'apprentissage de vocabulaire chez les enfants en milieux défavorisés et le protocole qui accompagne la série de livres a amené une modification de leurs pratiques éducatives à cet égard.

Nous tenons toutefois à souligner que ce type d'intervention d'enseignement explicite (en anglais, *instructionist*) n'a pas comme objectif de se substituer aux activités proposées dans le cadre du programme éducatif *Accueillir la petite enfance* préconisé par le ministère (Ministère de la Famille et des Aînés, 2007). Bien au contraire, nous pensons qu'elles peuvent agir comme un complément intéressant pour augmenter le vocabulaire des jeunes enfants à risque. Afin de favoriser le développement global de l'enfant, les principes de base de ce programme misent sur l'apprentissage par le jeu et le soutien aux activités de l'enfant, un processus dans lequel l'enfant est au centre de ses apprentissages et l'adulte l'accompagne dans l'acquisition de nouvelles habiletés. En fait, il a été démontré qu'un curriculum centré principalement autour des activités proposées et dirigées par l'adulte est moins efficace pour stimuler le développement cognitif des enfants qu'une approche qui repose sur des principes de base qui valorisent des activités initiées par les enfants eux-mêmes (Montie, Xiang et Schweinhart, 2006). Cependant, la dichotomie traditionnelle entre les approches en enseignement explicite et constructiviste pourrait être contournée si l'on se dirigeait vers une pédagogie mixte ou intégrée (Wood, 2007). Ce type de pédagogie permettrait alors à l'éducateur de choisir consciemment une approche en enseignement explicite ou constructiviste selon les besoins des enfants et le contexte. Étant donné que l'approche en enseignement explicite s'est avérée efficace pour les enfants ayant des besoins spéciaux (Wood, 2007), nous croyons que les activités d'enseignement explicite de vocabulaire que nous proposons peuvent venir enrichir un curriculum où l'*apprentissage actif* (Schweinhart *et al.*, 1993) demeure central et ainsi représenter une démarche prometteuse pour augmenter l'égalité des chances des enfants provenant de milieux moins stimulants.

RÉFÉRENCES

ANDERSON, R.C. et W.E. Nagy (1992). « The vocabulary conundrum », *American Educator, 16*(4), p. 44-47.

ANGLIN, J.M. (1993). « Vocabulary development : a morphological analysis », *Monograph of the Society for Research in Child Development, 58*(10).

BARNETT, W.S. (2003). « Better teachers, better preschools : Student achievement linked to teacher qualifications », *National Institute for Early Education Research, 2,* p. 1-11.

BECKER, W.C. (1977). « Teaching reading and language to the disadvantaged : What we have learned from field research », *Harvard Educational Review, 47,* p. 518-543.

BIEMILLER, A. et N. SLONIM (2001). « Estimating root word vocabulary growth in normative and advantaged populations : Evidence for a common sequence of vocabulary acquisition », *Journal of Educational Psychology, 93,* 498-520.

BUS, A.G., M.H. VAN IJZENDOORN et A.D. PELLEGRINI (1995). « Joint book reading makes for success in learning to read : A meta-analysis on intergenerational transmission of literacy », *Review of Educational Research, 65,* p. 1-21.

CAMPBELL, F.A. et C.T. RAMEY (1995). « Cognitive and school outcomes for high-risk African-American students at middle adolescence : Positive effects of early intervention », *American Educational Research Journal, 32,* p. 743-772.

COYNE, M.D., D. SIMMONS et E.J. KAME'ENUI (2004a). « Vocabulary instruction for young children at risk of experiencing reading difficulties », dans J.F. Baumann et E.J. Kame'enui (dir.), *Vocabulary Instruction,* New York, The Guilford Press, p. 41-58.

COYNE, M.D., D. SIMMONS, E.J. KAME'ENUI et M. STOOLMILLER (2004a). « Teaching vocabulary during shared storybook readings : An examination of differential effects », *Exceptionality, 12*(3), p. 145-162.

DROUIN, C., N. BIGRAS, C. FOURNIER, H. DESROSIERS et S. BERNARD (2004). *Grandir en qualité 2003. Enquête québécoise sur la qualité des services de garde éducatifs,* Québec, Institut de la statistique du Québec.

DUNCAN, G.J., C.J. DOWSETT, J. BROOKS-GUNN, A. CLAESSENS, K. DUCHWORTH, M. ENGEL, L. FEINSTEIN, A.C. HUSTON, C. JAPEL, P. KLEBANOV, K. MAGNUSSON, L. PAGANI et H. SEXTON (2007). « School readiness and later achievement », *Monographs of the Society for Research in Child Development, 43*(6), p. 1428-1446.

DUNN, L.M., C. THÉRIAULT-WHALEN et L.M. DUNN (1993). *Échelle de vocabulaire en images Peabody,* Toronto, Psycan.

ELLEY, W.B. (1989). « Vocabulary acquisition form listening to stories », *Reading Research Quarterly, 24,* p. 174-187.

GRAVES, M.F., G.J. BRUNETTI et W.H. SLATER (1982). « The reading vocabularies of primary-grade children of varying geographic and social backgrounds », dans J.A. Harris et L.A. Harris (dir.), *New Inquiries in Reading Research and Instruction,* Rochester, National Reading Conference, p. 99-104.

HARGRAVE, A.C. et M. SÉNÉCHAL (2000). « A book reading intervention with preschool children who have limited vocabularies : The benefits of regular reading and dialogic reading », *Early Childhood Research Quarterly, 15,* p. 75-95.

HARMS, T., R.M. CLIFFORD et D. CRYER (1998). *Early Childhood Environment Rating Scale - Revised Edition,* New York, Teachers College Press.

HART, B. et T.R. RISLEY (2003). « The early catastrophe. The 30 million word gap », *American Educator, 27*(1), p. 4-9.

HIRSCH, E.D. Jr. (2003). « Reading comprehension requires knowledge - of words and the world », *American Educator, 27*(1), p. 10-13.

HOHMAN, M., B. BANET et D. WEIKART (1979). *Young Children in Action,* Ypsilanti, High/Scope Press.

JAPEL, C., R.E. TREMBLAY et S. CÔTÉ (2005). « Quality Counts! Assessing the Quality of Daycare Services Based on the Quebec Longitudinal Study of Child Development », *Choices, 11*(5), <www.irp.org>.

KAME'ENUI, E.J., D. CARNINE, R.C. DIXON, D.C. SIMMONS et M.D. COYNE (2002). *Effective Teaching Strategies That Accomodate Diverse Learners,* 2e éd., Columbus, Merrill.

LEWIS, C. et J.G. BREMNER (dir.) (2005). *Developmental Psychology, II, Social and Language Development,* Londres, Sage Publications.

MINISTÈRE DE LA FAMILLE ET DE L'ENFANCE (1997). *Programme éducatif des centres de la petite enfance,* Québec, Gouvernement du Québec.

MINISTÈRE DE LA FAMILLE ET DES AÎNÉS (2007). *Accueillir la petite enfance. Le programme éducatif des services de garde du Québec. Mise à jour,* <www.mfa.gouv.qc.ca/publications/pdf/programme_educatif.pdf>.

MONTIE, J.E., Z. XIANG et L.J. SCHWEINHART (2006). « Preschool experience in 10 countries: Cognitive and language performance at age 7 », *Early Childhood Research Quarterly, 21,* p. 313-331.

NICHD EARLY CHILDCARE RESEARCH NETWORK et G.J. DUNCAN (2003). « Modeling the impacts of child care quality on children's preschool cognitive development », *Child Development, 75*(5), p. 1454-1475.

NICHD EARLY CHILDCARE RESEARCH NETWORK (2006). « Child-care effect sizes for the NICHD study of early child care and youth development », *American Psychologist, 61*(2), p. 99-116.

OMANSON, R.C. (1982a). « An analysis of narratives: Identifying central, supportive, and distracting content », *Discourse Process, 5,* p. 195-224.

OMANSON, R.C. (1982b). « The relation between centrality and story grammar categories », *Journal of Verbal Learning and Verbal Behavior, 21,* p. 326-337.

PEISNER-FEINBERG, E.S., M.R. BURCHINAL, R.M. CLIFFORD, M.L. CULKIN, C. HOWES, S.L. KAGAN et N. YAZEJIAN (2001). « The relation of preschool child-care quality to children's cognitive and social developmental trajectories through second grade », *Child Development, 72,* p. 1534-1553.

PENNO, J.F., I.A.G. WILKINSON et D.V. MOORE (2002). « Vocabulary acquisition from teacher explanation and repeated listening to stories », *Journal of Educational Psychology, 94,* p. 23-33.

PRÉFONTAINE, R.R. et G. PRÉFONTAINE (1968). *Vocabulaire oral des enfants de 5 à 8 ans au Canada français,* Montréal, Libraire Beauchemin.

ROBBINS, C. et L.C. EHRI (1994). « Reading storybooks to kindergartners helps them learn new vocabulary words », *Journal of Educational Psychology, 86,* p. 54-64.

SCHWEINHART, L.L., H.V. BARNES et D.P. WEIKART (1993). *Significant Benefits: The High/Scope Perry Preschool Study Through Age 27,* Ypsilanti, High/Scope Press.

SÉNÉCHAL, M. et E.H. CORNELL (1993). « Vocabulary acquisition through shared reading experiences », *Reading Research Quarterly, 28,* p. 360-374.

SÉNÉCHAL, M., E. THOMAS et J. MONKER (1995). « Individual differences in 4-year-old children's acquisition of vocabulary during storybook reading », *Journal of Educational Psychology, 87,* p. 218-229.

SIMMONS, D.C., E.J. KAME'ENUI, B.A. HARN, L.A. EDWARDS, M.D. COYNE, C. THOMAS-BECK, N. KAUFMAN, K. PETERSON et S.B. SMITH (2002). *The Effects of Instructional Emphasis and Specificity on Early Reading and Vocabulary Development of Kindergarten Children.* Soumis pour publication.

SMITH, J.R., J. BROOKS-GUNN et P. KLEBANOV (1997). « Consequences of living in poverty for young children's cognitive and verbal ability and early school achievement », dans G.J. Duncan et J. Brooks-Gunn (dir.), *Consequences of Growing Up Poor,* New York, Russell Sage Foundation, p. 132-189.

STAHL, S.A. (2003). « Vocabulary and readability: How knowing word meanings affects comprehension », *Topics in Language Disorders, 23,* p. 241-274.

STANOVICH, K.E. (1986). « Matthew effects in reading: Some consequences of individual differences in the acquisition of literacy », *Reading Research Quarterly, 21,* p. 360-406.

STORCH, S.A. et G.J. Whitehurst (2002). « Oral language and code-related precursors to reading: Evidence from a longitudinal structural model », *Developmental Psychology, 38,* p. 934-947.

WASIK, B.A. et M.A. BOND (2001). « Beyond the pages of a book: Interactive book reading and language development in preschool classrooms », *Journal of Educational Psychology, 931,* p. 243-250.

WHITEHURST, G.J., J.N. EPSTEIN, A.L. ANGELL, A.C. PAYNE, D.A. CRONE et J.E. FISCHEL (1994). « Outcomes of an emergent literacy intervention in Head Start », *Journal of Educational Psychology, 86,* p. 542-555.

WHITEHURST, G.J., A.A. ZEVENBERGEN, D.A. CRONE, M.D. SCHULTZ, O.N. VELTING et J.E. FISCHEL (1999). « Outcomes of an emergent literacy intervention from Head Start through second grade », *Journal of Educational Psychology, 91,* p. 261-272.

WILLMS, J.D. (2002). « Socioeconomic gradients for childhood vulnerability », dans J.D. Willms (dir.), *Vulnerable Children,* Edmonton, The University of Alberta Press, p. 71-104.

WOOD, E. (2007). « Reconceptualising Child-Centred Education: contemporary directions in policy, theory and practice in early childhood », *FORUM: for promoting 3-19 comprehensive education, 49*(1), p. 119-134.

CHAPITRE 4

Impacts de la présence d'un ou d'une orthophoniste en CLSC sur les pratiques des éducatrices en CPE[1]

Emmanuelle Roy
Services de réadaptation L'Intégrale

Natacha Trudeau
Université de Montréal et Centre de recherche du CHU Sainte-Justine

Pascal Lefebvre
Université d'Ottawa

1. La recherche à la base de ce chapitre a obtenu le soutien financier du FRSQ par l'entremise d'une bourse de formation de maîtrise.

RÉSUMÉ

Ce chapitre traite de l'impact de la présence d'orthophonistes en CLSC sur les pratiques des éducatrices en CPE. Il est basé sur une recherche par questionnaires effectuée, dans le cadre d'une maîtrise professionnelle en orthophonie, auprès de deux groupes d'éducatrices de la ville de Montréal, le premier ayant accès à un ou une orthophoniste du CLSC local et l'autre, non. Plus précisément, l'impact de la présence d'un ou d'une orthophoniste en CLSC sur l'accès à de la formation continue sur le langage pour les éducatrices, sur les perceptions qu'ont les éducatrices de certains aspects du langage, ainsi que sur les pratiques des éducatrices concernant la référence et l'identification des enfants à risque de retard de langage sera analysé. Les besoins de formation continue sur le langage mis en lumière par cette recherche seront aussi examinés.

Les troubles et retards[2] de langage touchent une proportion significative des enfants d'âge préscolaire. Leur prévalence varie, selon les études, de 2 à 19 % (Nelson, Nygren, Walker et Panocha, 2006; Law, Boyle, Harris, Harkness et Nye, 1998). Pour l'ensemble des enfants d'âge préscolaire avec retard de langage, les difficultés persisteront dans le temps chez 40 à 60 % d'entre eux (Nelson *et al.*, 2006). De plus, parmi les enfants d'âge préscolaire avec un retard de langage, une majorité aura, à l'âge scolaire, des difficultés dans l'apprentissage de la langue écrite (Catts, Adlof et Weismer, 2006; Catts, Fey, Tomblin et Zhang, 2002). La connaissance de la langue écrite (lecture et écriture) étant nécessaire aux autres apprentissages, les enfants avec retard de langage dans la petite enfance sont donc plus à risque d'avoir des difficultés d'apprentissage. Celles-ci peuvent se perpétuer et affecter le parcours scolaire et professionnel de ces enfants jusqu'à l'âge adulte (Wallach, 2005; Young *et al.*, 2002). De plus, selon Fujiki, Brinton, Isaacson et Summers (2001), les enfants avec un retard de langage auraient moins d'interactions avec leurs pairs. Qi et Kaiser (2004) affirment quant à elles que les enfants avec un retard de langage ont de moins bonnes habiletés sociales et présentent plus souvent des troubles de comportement que les enfants ayant un développement normal du langage. La présence d'un retard de langage dans la petite enfance menace donc la réussite éducative et professionnelle à long terme et peut avoir un impact sur l'adaptation et l'intégration sociale de l'enfant à l'école et plus tard dans la société.

Il est démontré qu'une détection et une réadaptation qui ont lieu tôt dans la séquence de développement des enfants avec retard de langage permettent d'en limiter les impacts sur leurs parcours scolaire et social (Nelson *et al.*, 2006; Young *et al.*, 2002; Law *et al.*, 1998). Ce faisant, l'intervention précoce permettrait de normaliser ces parcours et d'éviter ainsi de nombreux coûts aux services éducatifs et sociaux gouvernementaux (Weikart, 1998). Idéalement, un dépistage universel par des orthophonistes permettrait d'identifier tous les enfants présentant un retard de langage et d'intervenir précocement auprès d'eux en vue d'optimiser leur développement. Cependant, compte tenu de la pénurie actuelle d'orthophonistes et des ressources financières limitées en santé, une telle mesure semble impossible à mettre sur pied pour l'instant au Québec. Par contre, un nombre important d'enfants québécois de 0 à 5 ans de toutes origines et provenant d'une variété de milieux socioéconomiques fréquente un centre de la petite enfance (CPE). Dans ces CPE, les éducatrices côtoient

2. Afin d'alléger le texte, l'appellation retard de langage sera utilisée ci-après pour désigner tant les retards que les troubles de langage. Cette décision est basée sur le fait que, dans la documentation consultée, la distinction entre retard et trouble de langage n'est pas faite de façon systématique pendant la petite enfance notamment.

les enfants au quotidien et sont à même de connaître leurs forces et leurs faiblesses, et d'avoir une vue d'ensemble de leur développement global. Leur connaissance des enfants de leur groupe fait d'elles des alliées potentielles importantes dans l'identification précoce d'enfants à risque de développer un retard de langage. En effet, on peut penser qu'avec de bonnes connaissances sur le développement du langage et un encadrement par des orthophonistes en cas de besoin, elles seraient en mesure de référer les enfants à risque.

D'ailleurs, bon nombre d'éducatrices en CPE bénéficient du soutien d'une orthophoniste du CLSC local, par exemple par l'entremise de formations sur le langage. La plupart des orthophonistes en CLSC s'inspirent, à différents degrés, du modèle d'intervention mis sur pied par le CLSC Orléans (Leclerc et Vézina, 2002). Ce modèle met de l'avant, entre autres, un dépistage des enfants en CPE par les orthophonistes et une formation aux éducatrices. D'autres orthophonistes en CLSC forment quant à elles les éducatrices pour que celles-ci soient en mesure de dépister les enfants à risque (Rioux, 2007). Il est à noter que ce type de dépistage est suggéré par l'Ordre des orthophonistes et audiologistes du Québec (2002).

1. QUESTIONS ET HYPOTHÈSES DE RECHERCHE

Cet état de fait permet de se demander si la présence d'une orthophoniste dans le CLSC local contribue à une meilleure identification et à une meilleure référence des enfants à risque de retard de langage par les éducatrices des CPE desservis par ce même CLSC, et ce, par rapport aux éducatrices qui se trouvent dans des CPE non desservis par une orthophoniste. Cette question donne lieu à trois hypothèses et à une sous-question de recherche.

La première hypothèse de recherche est que la présence d'une orthophoniste en CLSC favorisera l'accès des éducatrices en CPE à de la formation continue sur le langage. La seconde hypothèse stipule que la présence d'une orthophoniste en CLSC aura un impact sur les perceptions qu'ont les éducatrices en CPE de certains aspects du langage liés à leur travail. La troisième hypothèse est que la présence d'une orthophoniste en CLSC aura un impact sur les pratiques de référence des éducatrices en CPE puisqu'elle permet à ces dernières d'avoir un accès direct à des conseils et des services professionnels. La sous-question de recherche s'énonce quant à elle comme suit: est-ce que la présence d'une orthophoniste en CLSC a un impact sur les capacités des éducatrices à identifier les enfants à risque de présenter un retard de langage?

2. MÉTHODE

La prochaine section est consacrée à la présentation du questionnaire, des CPE et des éducatrices qui ont participé à l'étude.

2.1. Le questionnaire

Une enquête par questionnaire a été utilisée afin de confirmer ou non ces hypothèses et de répondre à la sous-question de recherche. Le questionnaire a été conçu pour être distribué à deux groupes d'éducatrices de l'île de Montréal. Un premier groupe était constitué d'éducatrices travaillant dans des CPE où l'orthophoniste du CLSC était présente (CLSC St-Henri et des Faubourgs). Un deuxième groupe était constitué d'éducatrices qui n'avaient pas accès à cette ressource professionnelle (CLSC Parc-Extension, Côte-des-Neiges et Clinique communautaire de Pointe-Saint-Charles).

Le questionnaire comportait trois parties. La première portait sur l'identification des participantes (l'âge de l'éducatrice, son sexe, sa formation, ses années d'expérience de travail, certaines caractéristiques des groupes d'enfants avec lesquels elle travaille comme l'âge des enfants et leur langue maternelle, et la présence ou non d'une orthophoniste en CLSC au CPE). La deuxième partie du questionnaire visait à déterminer l'effet de la présence ou de l'absence d'une orthophoniste en CLSC sur la formation relative au langage et les pratiques de référence des éducatrices des CPE. La troisième et dernière partie était constituée de questions à choix multiples sur les connaissances des éducatrices sur le développement langagier des enfants de 0 à 5 ans. Cette partie a permis de vérifier si la présence d'une orthophoniste en CLSC contribuait à l'habileté des éducatrices à détecter les enfants à risque de retard de langage. Dix cas, exposés à l'intérieur d'un court paragraphe d'environ cinq lignes, ont été présentés aux éducatrices. Chaque cas traçait le portrait d'un enfant à risque ou non de présenter un retard de langage. Pour chaque cas, l'éducatrice devait indiquer si le développement langagier de l'enfant l'inquiétait ou non (voir annexe).

Ces cas ont été créés en s'inspirant du manuel de formation des éducatrices en CPE utilisé par les orthophonistes présentes dans les CLSC du groupe avec orthophoniste (Wolfe et Taillon, 2003). Cela a permis de s'assurer qu'il n'y aurait pas divergence entre les réponses attendues au questionnaire et la formation reçue par les éducatrices de notre échantillon.

Pour sélectionner et valider les cas proposés aux éducatrices, douze cas ont été présentés à des experts dans le but d'en choisir dix pour les éducatrices. Les dix cas conservés faisaient l'unanimité chez les experts ou, alors, ont été modifiés de façon à obtenir cette unanimité.

2.2. Participation des CPE et des éducatrices

Des 16 CPE contactés dans le cadre du projet, 12 ont accepté de participer, neuf pour le groupe avec orthophoniste (GO) et trois pour le groupe sans orthophoniste (GSO). Les questionnaires ont été distribués à 149 éducatrices, 83 pour le GO et 66 pour le GSO. Sur les 149 questionnaires distribués, 54 ont été retournés, soit 36 pour le GO et 18 pour le GSO, ce qui donne un taux de participation globale de 36,24 %. Ce taux est acceptable pour une enquête par questionnaire dont la plupart devaient être retournés par la poste (Pineault et Daveluy, 1995).

2.3. Équivalence des groupes

Différentes statistiques ont été calculées afin de s'assurer de l'équivalence des deux groupes. Ces statistiques apparaissent dans le tableau 4.1 et montrent que les deux groupes se révèlent statistiquement équivalents sur le plan de l'âge, du nombre d'années d'expérience, de la formation scolaire et de la formation sur le langage reçue pendant leur scolarité.

Tableau 4.1
Tableau récapitulatif : équivalence des groupes

Variable	*Statistique utilisée*	*Degré de liberté*	*Valeur*	*Signification (p)*
Âge	*Test-t*	48	0,414	0,681
Expérience	*Test-t*	49	1,452	0,153
Formation scolaire	*Test exact de Fisher*	1	0,630	0,514
Formation scolaire – langage	*Khi-deux de Pearson*	2	0,911	0,634

3. RÉSULTATS

Les réponses des deux groupes d'éducatrices ont été analysées à l'aide du logiciel SPSS. Selon la nature des données, des analyses paramétriques (*tests de t, tests exacts de Fisher,* corrélations de *Pearson, ANOVA* à un facteur) et des analyses non paramétriques (*tests de Khi carré de Pearson*) ont été effectuées. Le niveau de signification statistique a été fixé à 0,05 pour toutes les analyses.

3.1. La formation continue en langage auprès des éducatrices en CPE

Sur le plan de la formation continue, les résultats obtenus indiquent que les éducatrices du GO sont significativement plus nombreuses à avoir suivi des formations sur le développement du langage depuis leur entrée sur le marché du travail. En effet, 82,53 % des éducatrices de ce groupe ont suivi ce type de formation contre 29,41 % pour le GSO ($\chi^2(5) = 15{,}385$; $p = 0{,}009$).

3.2. Les perceptions des éducatrices en CPE relativement à certains aspects du langage

La seconde hypothèse de recherche voulait vérifier si la présence d'une orthophoniste en CLSC a un impact sur les perceptions des éducatrices en CPE. Nous avons donc cherché à recueillir de l'information et à comparer les deux groupes d'éducatrices sur les points suivants : l'importance qu'elles accordent au développement du langage dans le cadre de leur travail ; leur niveau de connaissances sur le développement du langage, la confiance qu'elles ont en leur propre jugement lorsqu'il s'agit de déterminer si un enfant est à risque de retard de langage.

Les résultats montrent d'abord que l'ensemble des éducatrices des deux groupes juge assez ou très important d'avoir de bonnes connaissances sur le développement du langage dans le cadre de leur travail. Plus précisément, la quasi-totalité, soit 94 % dans chaque groupe, pensent que ces connaissances sont très importantes. Les deux groupes ne diffèrent donc pas à cet égard.

Pour ce qui est du niveau de connaissances sur le développement du langage, la perception qu'ont les éducatrices diffère significativement d'un groupe à l'autre ($\chi^2(2) = 7{,}971$; $p = 0{,}019$). En général, les éducatrices du GO ont une meilleure perception de leurs connaissances que celles du GSO. En effet, 67 % des éducatrices du premier groupe trouvent que leurs connaissances sont assez bonnes, contre 25 % seulement pour celles du second, et 69 % des éducatrices du GSO trouvent que leurs connaissances sont moyennes, contre 29 % pour le GO. Une seule éducatrice par groupe trouve que ses connaissances sont médiocres. Aucune éducatrice des deux groupes ne trouve ses connaissances très bonnes.

Finalement, il n'y a pas de différences significatives entre les deux groupes d'éducatrices en ce qui a trait à la confiance qu'elles ont en leur jugement lorsqu'il s'agit de déterminer si un enfant a un retard de langage (χ^2 de *Pearson* (2) = 0,986 ; p = 0,611). La plupart des éducatrices ont souvent confiance dans le jugement qu'elles posent (82 % pour le GO et 71 % pour le GSO).

3.3. Les pratiques de référence

Lorsqu'une éducatrice soupçonne un enfant d'avoir un retard de langage, mais qu'elle doute de son jugement, plusieurs possibilités, qui ne sont pas mutuellement exclusives, s'offrent à elle afin de le valider. Par exemple, elle peut d'abord décider de n'effectuer aucune démarche, elle peut décider d'attendre quelque temps afin de voir comment l'enfant évolue, elle peut en parler avec les parents afin de valider ou d'infirmer ses impressions, elle peut en discuter avec ses collègues ou avec son agente de soutien pédagogique, elle peut consulter des documents écrits et elle peut, le cas échéant, en discuter avec l'orthophoniste du CLSC.

Dans le cadre de cette étude, on observe que les éducatrices des deux groupes entreprennent sensiblement les mêmes démarches lorsqu'elles désirent valider leur jugement à propos du développement langagier d'un enfant (figure 4.1). Cependant, les éducatrices du GO sont significativement plus nombreuses à consulter une orthophoniste en cas de doute ($\chi^2(1)$ = 5,957 ; p = 0,015).

Aussi, même si plusieurs éducatrices des deux groupes choisissent d'attendre lorsqu'elles ont des doutes sur le développement langagier d'un enfant, ce temps d'attente varie significativement d'un groupe à l'autre ($\chi^2(6)$ = 15,597 ; p = 0,016). En effet, les éducatrices du GO attendent significativement moins longtemps que celles du GSO (voir les figures 4.2 et 4.3). Parmi celles qui ont spécifié le temps d'attente, la quasi-totalité (95 %) des éducatrices du GO attendent trois mois ou moins, la plupart attendent entre un et trois mois. Dans le GSO, 64 % attendent trois mois et plus, la plupart d'entre elles attendent de trois à six mois.

Lorsque dans un CPE, on juge qu'un enfant doit être référé en orthophonie, plusieurs démarches sont possibles. Par exemple, l'éducatrice peut en parler directement aux parents, en présence d'un membre

Figure 4.1
Démarches entreprises en cas de doute

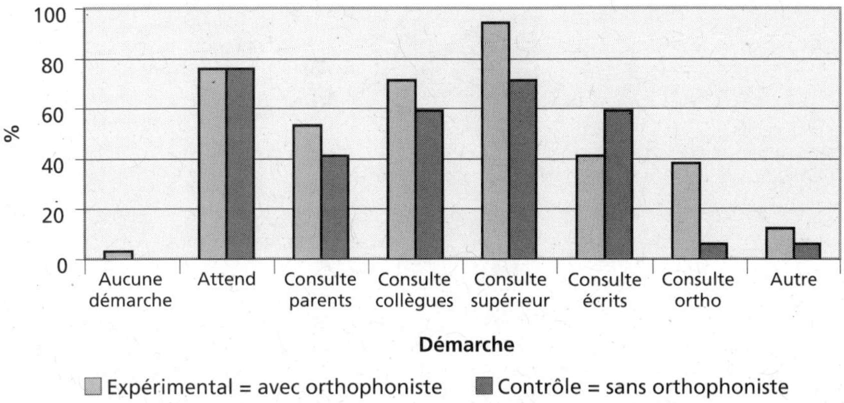

Figure 4.2
Temps d'attente du groupe avec orthophoniste

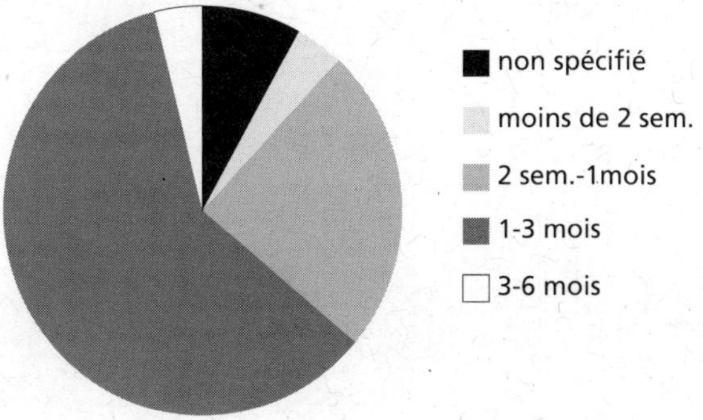

de la direction ou non; un membre de la direction seul peut en parler aux parents, l'éducatrice peut en parler à l'orthophoniste du CLSC ou un membre de la direction peut en parler à l'orthophoniste du CLSC. À cet effet, les résultats obtenus montrent une seule différence significative dans les démarches entreprises par les milieux des deux groupes (figure 4.4). Dans les milieux où l'orthophoniste du CLSC est présente, la démarche « l'éducatrice en parle à l'orthophoniste » serait utilisée par plus de 40 % des éducatrices (14/34), alors que cette démarche ne serait pas du tout utilisée dans le GSO ($\chi^2(1) = 9,649$; $p = 0,002$).

Figure 4.3
Temps d'attente du groupe sans orthophoniste

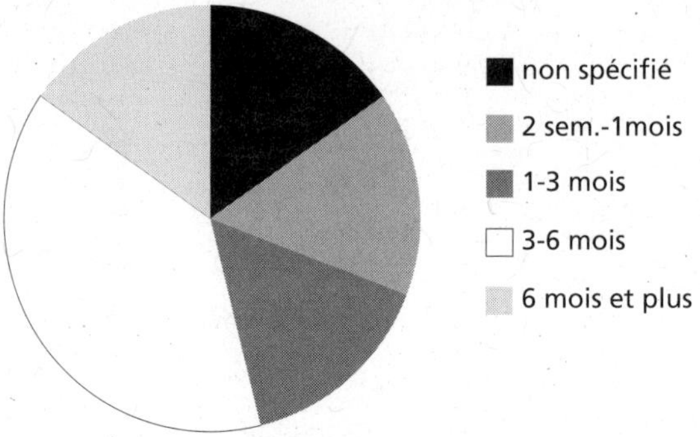

Figure 4.4
Démarches de référence des éducatrices en CPE

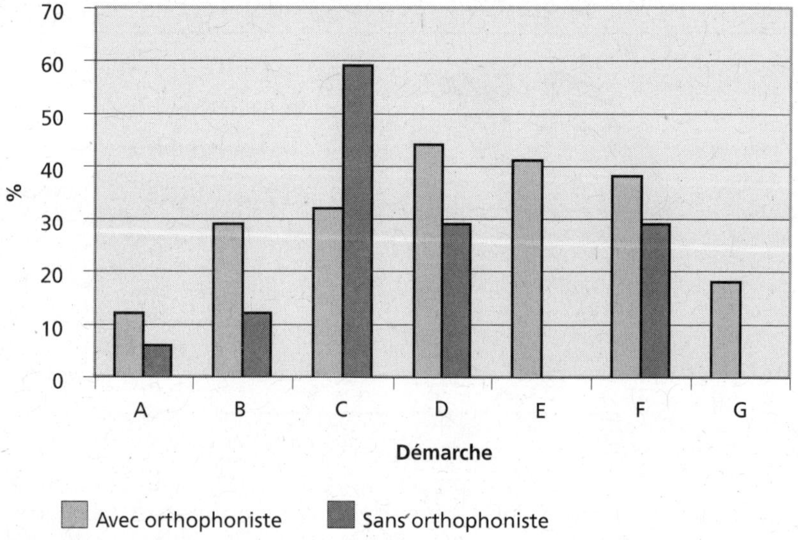

A: Ne sait pas
B: Éducatrice en parle aux parents
C: Éducatrice et direction parlent aux parents
D: Direction en parle aux parents
E: Éducatrice parle à l'orthophoniste du CLSC
F: Direction parle à orthophoniste du CLSC
G: Autre

3.4. Les pratiques d'identification d'enfants à risque de retard de langage

En ce qui concerne les pratiques d'identification des enfants à risque de retard de langage des éducatrices, l'analyse statistique des résultats (*test de Khi carré*) ne traduit pas de différence significative entre les deux groupes (tableau 4.2). Cependant, les taux de réussite varient beaucoup d'un cas à l'autre.

Tableau 4.2
Comparaison des taux de réussite des groupes pour chacun des cas

Cas	*Groupe avec orthophoniste (%)*	*Groupe sans orthophoniste (%)*	χ^2	*ddl*	*p*
1	79	76	0,035	1	0,851
2	51	53	0,009	1	0,924
3	82	82	0,002	1	0,963
4	45	71	2,853	1	0,910
5	82	100	3,512	1	0,273
6	55	71	1,203	1	0,273
7	91	94	0,157	1	0,692
8	88	94	0,485	1	0,486
9	73	82	0,570	1	0,450
10	24	12	1,092	1	0,296

Ces résultats indiqueraient donc que la présence d'une orthophoniste en CLSC n'a pas d'impact sur les capacités d'identification des éducatrices. Afin de valider ces résultats, de nouveaux tests statistiques ont été effectués pour contrôler l'effet qu'auraient pu avoir d'autres variables sur la performance des éducatrices. Ainsi, des corrélations de *Pearson* ont permis de vérifier que ni l'âge ($r_1 = 0{,}057$, $p = 0{,}698$) ni le nombre d'années d'expérience ($r_2 = 0{,}078$, $p = 0{,}592$) n'avaient d'impact sur le score total des éducatrices. Une *ANOVA* à un facteur a permis, de son côté, de déterminer que la formation académique sur le langage reçue par les éducatrices (aucun cours, cours global sur le développement, cours portant particulièrement sur le langage) n'avait pas d'impact sur le score total ($F(1) = 0{,}385$; $p = 0{,}683$).

Dans un deuxième temps, puisque les taux de réussite variaient énormément d'un cas à l'autre, une autre série de tests statistiques a été effectuée afin de cibler quels étaient les besoins de formation des éducatrices sur le plan de l'identification des enfants à risque, les cas les moins bien réussis étant, dans cette optique, ceux où les besoins étaient les plus pressants. À cet effet, la figure 4.5 indique que six diagnostics de cas sur 10 ont été réussis par plus de 60 % des éducatrices (dont cinq par plus de 75 %). Il s'agit des cas 1, 3, 5, 7, 8 et 9. Ces cas portaient sur les précurseurs à la communication, la structure de phrase attendue à 2 ans, l'inintelligibilité à 3 ans, le multilinguisme, la personnalité plus introvertie de certains enfants et le développement de la morphosyntaxe à 4½ ans. Les cas 2, 4 et 6 ont peut-être été réussis de manière aléatoire puisque leur taux de réussite avoisine les 50 %. Relativement au cas 10, la plupart des éducatrices ont échoué. En effet, seulement 20 % des éducatrices des deux groupes l'ont réussi (24 % pour le GO et 12 % pour le GSO).

Figure 4.5
Taux de réussite pour chaque cas selon le groupe d'éducatrices

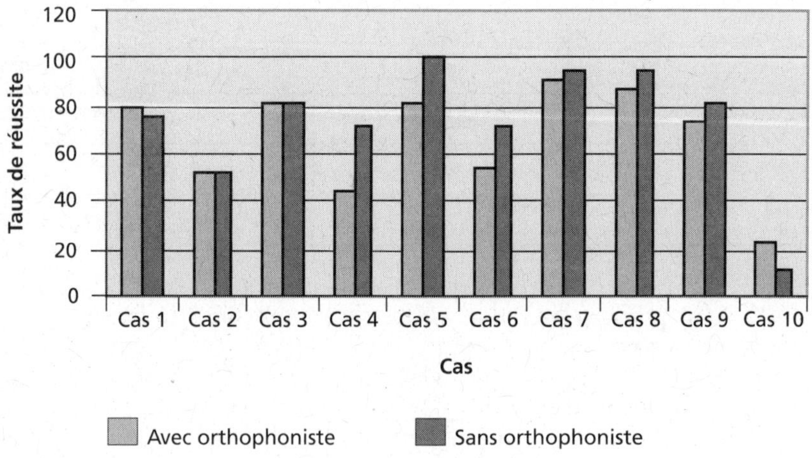

Les quatre cas moins réussis portaient sur le développement de la capacité de s'exprimer oralement avant l'âge de 2 ans (cas 2), le développement de la compréhension (cas 4), la fluidité (cas 6) et celui de la connaissance des sons de la langue à 5 ans (phonologie – cas 10). Ces cas peuvent être séparés en deux catégories : certains devaient être préoccupants pour les éducatrices et ne l'ont pas été pour une grande partie d'entre elles (cas 2, 4, 6), alors qu'un autre ne devait pas l'être et l'a été (cas 10).

4. DISCUSSION

4.1. La formation continue en langage auprès des éducatrices en CPE

Pour ce qui est de la formation continue sur le langage des éducatrices en CPE, les résultats viennent appuyer la première hypothèse de recherche qui était que la présence d'une orthophoniste en CLSC favorise l'accès à des formations sur le langage pour les éducatrices en CPE de leur territoire. Toutefois, ces résultats mettent aussi en lumière le fait que les éducatrices en CPE des CLSC où exerce une orthophoniste ne sont pas les seules à recevoir de la formation continue sur le développement du langage. En effet, près de 30 % des éducatrices du GSO ont aussi reçu de telles formations. Cette observation peut s'expliquer de plusieurs façons. D'abord, certaines de ces éducatrices ont pu, en cours de carrière, avoir travaillé dans un CPE où l'orthophoniste du CLSC était présente. D'autres ont pu aussi recevoir des formations lors de colloques ou de formations organisées, par exemple, par le regroupement des CPE de leur territoire.

4.2. Les perceptions des éducatrices en CPE relativement à certains aspects du langage

Les résultats obtenus sur les perceptions des éducatrices concernant certains aspects du langage valident, quant à eux, en partie la seconde hypothèse de recherche à savoir que la présence d'une orthophoniste en CLSC a un impact sur ces perceptions. En effet, les éducatrices du GO ont une meilleure impression de leur niveau de connaissances sur le développement du langage que le GSO. Cela s'expliquerait en partie par le fait que le premier groupe d'éducatrices a reçu davantage de formation continue sur le sujet. Ainsi, une analyse du lien entre le fait d'avoir reçu de la formation continue en langage et la perception des éducatrices de leur niveau de connaissances, peu importe leur groupe, semble démontrer que les deux variables sont liées ($\chi^2(2) = 11,473$; $p = 0,003$). Les éducatrices ayant reçu des formations auraient donc une plus haute estime de leur niveau de connaissances que celles qui n'en ont pas suivi.

Toutefois, la présence d'une orthophoniste en CLSC ne semble pas avoir d'impact sur les deux autres aspects étudiés, soit l'importance accordée aux connaissances sur le développement du langage et le niveau de confiance en leur jugement lorsqu'il s'agit de déterminer si un enfant a un retard de langage ou non. Les causes de cet impact limité sont encore à étudier. Il serait intéressant de comprendre pourquoi la présence d'une orthophoniste en CLSC peut avoir un impact sur les perceptions qu'ont les éducatrices en CPE de leurs connaissances sur le développement du langage et ne pas en avoir sur le niveau de confiance qu'elles ont en leur jugement lorsqu'il s'agit de déterminer si un enfant a un retard de langage. Il faudrait, à cet effet, bien analyser les formations données par les orthophonistes en CLSC. Par exemple, des formations plus axées sur la transmission théorique des grandes lignes du développement langagier que sur la mise en pratique de critères d'identification d'enfants à risque pourraient expliquer de tels résultats. Il faudrait aussi demander aux éducatrices d'expliquer sur quoi elles se basent pour juger le développement du langage d'un enfant. Un jugement reposant davantage sur l'expérience que sur le contenu des formations pourrait aussi expliquer qu'il n'y ait pas de différence entre les deux groupes.

4.3. Les pratiques de référence

En ce qui concerne les pratiques des éducatrices lorsqu'elles ont un doute sur le développement langagier d'un enfant, certaines différences entre les groupes peuvent s'expliquer par la présence ou l'absence d'une orthophoniste en CLSC. Le fait que les éducatrices du GO consultent davantage une orthophoniste en cas de doute souligne la disponibilité des orthophonistes en CLSC à soutenir les éducatrices en CPE de leur territoire.

Pour ce qui est du temps d'attente, comme les éducatrices du GO ont reçu davantage de formation en langage que celles du GSO, il est possible de penser que ces formations les ont sensibilisées à l'importance d'intervenir de façon précoce auprès des enfants ayant un retard de langage, ce qui expliquerait qu'elles attendent moins longtemps que les éducatrices de l'autre groupe, moins sensibilisées à ces effets.

Sur le plan des pratiques des éducatrices lorsqu'elles jugent qu'un enfant doit être référé, le fait que seules les éducatrices du GO puissent consulter l'orthophoniste du CLSC tombe sous le sens. Cependant, il est intéressant de constater que cette démarche est utilisée par plus de 40 % des éducatrices de ce groupe. Ce résultat souligne que les éducatrices utilisent les services et le soutien des orthophonistes en CLSC lorsqu'ils sont disponibles.

L'analyse des pratiques des éducatrices en CPE vient donc confirmer la troisième hypothèse de recherche. En effet, la présence d'une orthophoniste en CLSC a un impact sur les pratiques de référence des éducatrices en CPE. Ainsi, les éducatrices en CPE du GO utilisent le soutien et les conseils de l'orthophoniste de leur CLSC, une ressource qui n'est pas disponible pour les éducatrices du GSO. De plus, elles réfèrent l'enfant plus rapidement lorsqu'elles ont des doutes sur son développement langagier.

4.4. Les pratiques d'identification d'enfants à risque de retard de langage

L'examen des pratiques d'identification d'enfants à risque de retard de langage permet de cibler certains besoins, sur le plan de la formation des éducatrices, par l'étude des cas les moins bien réussis. D'abord, les cas 2, 4 et 6 se trouvent dans la catégorie des cas préoccupants qui n'ont pas été détectés comme tels. Ils soulignent la nécessité pour les orthophonistes en CLSC de mettre davantage d'emphase sur ces aspects afin d'éviter qu'un nombre important d'enfants à risque ne soit pas référé par leur éducatrice. Les éducatrices auraient donc davantage besoin de formation sur les indices de difficultés langagières avant l'âge de deux ans, sur les balises de la compréhension du langage pendant la petite enfance, sur les manifestations du bégaiement et sur les attitudes à avoir envers un enfant dont la parole comporte des dysfluidités, ainsi que sur le développement de la morphosyntaxe attendu vers 4 ans.

Le cas 10 se trouve, quant à lui, seul dans la catégorie des cas non préoccupants qui ont été déclarés préoccupants par la majorité des éducatrices. Il s'agit du cas le moins bien réussi des 10. Ce cas faisait état d'un enfant de tout juste 5 ans qui transformait le son « ch » en « s » et le son « j » en « z » et qui ne disait pas le son « r ». Par exemple, l'enfant disait « zeu » au lieu de « jeu » et « cayon » au lieu de « crayon ». Les préoccupations des éducatrices à cet égard soulignent l'importance qu'elles accordent à la forme phonologique du langage dans leur évaluation du développement du langage d'un enfant. Pourtant, d'autres composantes du langage, tels le lexique, la syntaxe, ou l'utilisation doivent aussi être considérées.

Ces cas permettent d'avoir accès, du moins en partie, à la vision qu'ont les éducatrices en CPE du développement du langage chez l'enfant, et donc, des connaissances et croyances sur lesquelles se fonde leur capacité à identifier les enfants à risque. Ainsi, celles-ci pourraient avoir tendance à surestimer l'importance de la forme phonologique du langage, soit l'aspect le plus apparent du développement du langage d'un enfant et le plus souvent associé au rôle d'orthophoniste dans la société. Elles sous-estimeraient, par contre, l'attention à accorder à des aspects moins visibles ou plus complexes du langage, tels que la compréhension, le développement du langage avant 2 ans et celui de la morphosyntaxe.

Cette étude comporte certaines limites qui peuvent en restreindre la portée. La première de celles-ci est la seule utilisation d'un questionnaire comme instrument de mesure. Il aurait été intéressant de valider les résultats obtenus à l'aide d'une autre méthode, que ce soit des entrevues avec des éducatrices, des observations dans les CPE ou la présentation de vidéo pour illustrer les cas, et ce, afin de croiser les données. De plus, des cas plus nombreux et plus détaillés auraient peut-être conduit à des résultats différents. Dans le même ordre d'idées, même si les cas présentés ont été validés par un comité d'experts, il se peut que leur pouvoir n'ait pas été assez discriminant. Ainsi, d'autres cas ou des cas présentés de façon différente auraient peut-être mené à des résultats différents.

Sur le plan de l'échantillonnage, les éducatrices du GSO proviennent des trois mêmes CPE. Il aurait été intéressant d'avoir un plus grand nombre de CPE participants afin de s'assurer de la représentativité des éducatrices de ces CPE. Il serait aussi pertinent d'analyser en profondeur le contenu des formations et la façon dont celles-ci sont données afin de mieux cibler quels en sont les éléments les plus efficaces et ceux qui gagneraient à être modifiés.

CONCLUSION

Cette étude a permis d'avoir un premier aperçu de l'impact de la présence d'une orthophoniste en CLSC sur les pratiques des éducatrices en CPE. Toutefois, d'autres recherches restent à faire afin de compléter et de préciser les aspects traités dans ce travail. Il serait pertinent de poursuivre les recherches au sujet de la collaboration entre orthophonistes en CLSC et éducatrices en petite enfance pour le dépistage d'enfants à risque de retard de langage. En effet, dans le contexte actuel de pénurie des ressources professionnelles, ces éducatrices, de par leur contact quotidien avec les enfants de leur groupe, peuvent être de précieuses alliées dans l'identification et la référence des enfants à risque de retard de langage. Il appartient aux orthophonistes, au personnel des services de garde éducatifs et aux chercheurs de voir à maximiser l'efficacité de cette collaboration.

ANNEXE

Cas présentés aux éducatrices (extrait du questionnaire)

TROISIÈME PARTIE. IDENTIFICATION DES ENFANTS À RISQUE DE DÉVELOPPER UN RETARD OU UN TROUBLE DE LANGAGE.

Pour les **dix** cas suivants :

a) indiquez si le **développement communicatif** des enfants présentés vous préoccupe.

b) indiquez votre niveau de confiance quant à la justesse de la réponse donnée en a).

c) notez que tous les enfants présentés ont le français comme langue maternelle, sauf si cela est mentionné explicitement dans la description du cas (cas n° 9).

1. Jérémie, 13 mois, fréquente votre CPE depuis 2 mois. Il est dans votre groupe depuis son arrivée. Il s'intéresse beaucoup aux objets et les observe avec attention. Lorsque vous jouez avec lui ou que vous lui parlez, il est difficile d'établir et de maintenir le contact visuel entre vous.

   a) Est-ce que ça vous préoccupe ?

   ❒ Oui ❒ Non

   b) Avez-vous confiance en votre réponse ?

   ❒ Pas du tout ❒ Peu ❒ Assez ❒ Beaucoup

2. Florence, 20 mois, est une enfant sociable et enjouée. Elle communique très bien avec vous et les autres enfants, surtout à l'aide de gestes et de mimiques. Elle adore imiter les cris d'animaux et en a plusieurs dans son répertoire. Elle n'imite pas les mots qu'on lui dit. Sa mère vous fait part de ses inquiétudes : à part papa et maman, Florence ne dit pas de vrais mots.

   a) Est-ce que ça vous préoccupe ?

   ❒ Oui ❒ Non

   b) Avez-vous confiance en votre réponse ?

   ❒ Pas du tout ❒ Peu ❒ Assez ❒ Beaucoup

3. Camille est une enfant de 26 mois. Elle fait des courtes phrases de deux mots (par exemple, papa pati [parti], ou veux lait). Elle n'utilise pas de petits mots comme « des, du, au, dans, pour ».

   a) Est-ce que ça vous préoccupe?

      ❒ Oui ❒ Non

   b) Avez-vous confiance en votre réponse?

      ❒ Pas du tout ❒ Peu ❒ Assez ❒ Beaucoup

4. Mathilde, 3 ans, est une petite fille active et souriante. Elle communique avec vous avec des phrases simples. Lorsque vous donnez des consignes simples au groupe, elle regarde les autres pour voir ce qu'ils font avant d'entrer en action.

   a) Est-ce que ça vous préoccupe?

      ❒ Oui ❒ Non

   b) Avez-vous confiance en votre réponse?

      ❒ Pas du tout ❒ Peu ❒ Assez ❒ Beaucoup

5. Gabriel est un petit garçon de 3 ans et demi. Il connaît plein de choses et semble avoir une bonne compréhension pour son âge. Lorsqu'il vient spontanément vers vous pour vous parler (sans que vous connaissiez le sujet ou le contexte) vous êtes incapable de le comprendre, car il transforme plusieurs sons par mot.

   a) Est-ce que ça vous préoccupe?

      ❒ Oui ❒ Non

   b) Avez-vous confiance en votre réponse?

      ❒ Pas du tout ❒ Peu ❒ Assez ❒ Beaucoup

6. Maxime est un petit garçon de 3 ans. Depuis environ deux semaines, il hésite en parlant et recommence souvent ses phrases (exemple : jjje veux euhhh je vvvveux euhhh je veux de l'eau). Son père, inquiet, se demande s'il bégaie. Il dit souvent à son fils de prendre son temps lorsqu'il parle.

   a) Est-ce que ça vous préoccupe?

      ❒ Oui ❒ Non

   b) Avez-vous confiance en votre réponse?

      ❒ Pas du tout ❒ Peu ❒ Assez ❒ Beaucoup

7. Matéo est un petit garçon de 2 ans et demi. À la maison, ses parents lui parlent uniquement en espagnol. Matéo fréquente, trois jours par semaine, un CPE francophone depuis l'âge de 1 an. Son éducatrice a remarqué qu'il utilise parfois des mots en espagnol dans des phrases en français. Matéo s'exprime, en français et en espagnol, avec des phrases de trois ou quatre mots.

   a) Est-ce que ça vous préoccupe?
      ❑ Oui ❑ Non

   b) Avez-vous confiance en votre réponse?
      ❑ Pas du tout ❑ Peu ❑ Assez ❑ Beaucoup

8. Charlotte est une enfant réservée de 4 ans qui fréquente votre CPE depuis deux semaines. Elle communique avec vous avec de courtes phrases (3-4 mots) et interagit peu avec les autres enfants. Ses parents, à qui vous faites confiance, vous disent qu'à la maison, elle est toujours en train de parler.

   a) Est-ce que ça vous préoccupe?
      ❑ Oui ❑ Non

   b) Avez-vous confiance en votre réponse?
      ❑ Pas du tout ❑ Peu ❑ Assez ❑ Beaucoup

9. Simon, 4 ans et demi, a très hâte d'entrer à la maternelle. Il sait écrire son nom. Il est capable de faire des phrases, mais il fait souvent des erreurs de syntaxe, par exemple il oublie régulièrement d'utiliser le pronom «je» et de conjuguer les verbes («moi aller école», «lui "e" veux pas jouer dehors».

   a) Est-ce que ça vous préoccupe?
      ❑ Oui ❑ Non

   b) Avez-vous confiance en votre réponse?
      ❑ Pas du tout ❑ Peu ❑ Assez ❑ Beaucoup

10. Samuel vient tout juste d'avoir 5 ans et fera son entrée à la maternelle dans quatre mois. Lorsqu'il parle, il transforme ses /ch/ en /s/ et ses /j/ en /z/ (p. ex., « **s**emise » pour chemise, « **z**eu » pour jeu). Il a de la difficulté à produire des /r/, par exemple, il dit « cayon » pour crayon)

    a) Est-ce que ça vous préoccupe?

    ❐ Oui ❐ Non

    b) Avez-vous confiance en votre réponse?

    ❐ Pas du tout ❐ Peu ❐ Assez ❐ Beaucoup

RÉFÉRENCES

CATTS, H., S. ADLOF et S. WEISMER (2006). « Language deficits in poor comprehenders : A case for the simple view of reading », *Journal of Speech, Language, and Hearing Research, 49,* p. 278-293.

CATTS, H.W., M.E. FEY, J.B. TOMBLIN et Z. ZHANG (2002). « A longitudinal investigation of reading outcomes in children with language impairment », *Journal of Speech, Language, and Hearing Research, 45,* p. 1142-1157.

FUJIKI, M., B. BRINTON, T. ISAACSON et C. SUMMERS (2001). « Social behaviors of children with language impairment on the playground : A pilot study », *Language, Speech, and Hearing Services in School, 32,* p. 101-113.

LAW, J., J. BOYLE, F. HARRIS, A. HARKNESS et C. NYE (1998). « Screening for speech and language delay : A systematic review of the literature », *Health Technology Assessment, 2,* p. 1-179.

LECLERC, M.-C. et D. VÉZINA (2002). *Les apprentis au pays de la communication,* Québec, CLSC Orléans.

NELSON, H., P. NYGREN, M. WALKER et R. PANOCHA (2006). « Screening for speech and language delay in preschool children : Systematic evidence review for the US preventive service task force », *Pediatrics, 117,* p. e298-e319.

ORDRE DES ORTHOPHONISTES ET AUDIOLOGISTES DU QUÉBEC (2002). *Réflexion sur le rôle des orthophonistes en CLSC et proposition d'un modèle d'organisation des services pour la petite enfance,* Montréal, OOAQ.

PINEAULT, R. et C. DAVELUY (1995). *La planification de la santé,* Montréal, Éditions Nouvelles.

QI, C.H. et A.P. KAISER (2004). « Problem behaviors of low-income children with language delays : An observation study », *Journal of Speech, Language, and Hearing Research, 47,* p. 595-609.

RIOUX, M.-C. (2007). *Proposition d'un modèle d'intervention en CPE/garderie,* Montréal, Université de Montréal. Travail de réflexion clinique présenté en vue de l'obtention du grade de M.P.O.

WALLACH, G. (2005). « A conceptual framework in language learning disabilities : School-age language disorders », *Topics in Language Disorders and Learning Disabilities : A Look across 25 Years, 25,* p. 292-301.

WEIKART, D. (1998). « Changing early childhood development through educational intervention », *Preventive Medicine, 27,* p. 233-237.

WOLFE, J. et F. TAILLON (2003). *Je m'exprime et je grandis,* Montréal, CLSC St-Henri. Version révisée par Marie-Annick Guénette et France Taillon.

YOUNG, A., J. BEITCHMAN, C. JOHNSON, L. DOUGLAS, L. ATKINSON, M. ESCOBAR *et al.* (2002). « Young adults academic outcomes in a longitudinal sample of early identified language impaired and control children », *Journal of Child Psychology and Psychiatry and Allied Disciplines, 43,* p. 635-645.

CHAPITRE 5

Jouons avec Cornemuse et ses amis
Programme de stimulation précoce du langage afin de favoriser l'éveil à la lecture et à l'écriture[1]

Anie Vachon
Centre de santé et de services sociaux des Collines
Bérangère de Grandmont-Bernard
Centre de santé et de services sociaux de Papineau
Julie Senécal
Centre de santé et de services sociaux de Gatineau

---

1. Merci à chacun des membres de l'équipe : madame Julie Senécal, orthophoniste instigatrice et responsable du projet ; les orthophonistes auteures de la trousse : Brigitte Girard (CSSSG-CLSC de Gatineau), Chantal Normand (CSSSG-CLSC de Gatineau), Caroline Rousseau Caron (CSSSG-CLSC d'Aylmer), Chantal Murray (CSSSG-Hôpital de Gatineau et pratique privée), Isabelle Bonami (CSSS Papineau-CLSC de Buckingham), Bérangère de Grandmont-Bernard (CSSS Papineau-CLSC de Buckingham), Manon Beaulieu (pratique privée) ; Patricia Doyon (pratique privée) et Brigitte Laflamme (pratique privée) ; les autres orthophonistes impliqués : Anie Vachon (CSSS des Collines) et Pascal Lefebvre (professeur adjoint à l'Université d'Ottawa) pour l'évaluation scientifique du programme, Yvon Blais (pratique privée), Lucie Grenier (CSSSG-CLSC de Hull), Marie-Luce Legault (Commission scolaire des Hauts-Bois de l'Outaouais) et Odette Bricault (à titre personnel) ; les organismes communautaires : Jacinthe Mathieu (organisatrice communautaire du CSSSG-CLSC de Hull), Sylvie Hamelin et Lucie Brochu (CPE Île des Enfants, Partenaire fiduciaire), Mélanie Hains, Mélanie Pilon-Gauvin, Caroline Séguin (Les Enfants de l'Espoir), Josée Chouinard (Maison d'Accueil Mutchmore), Mélanie Lalonde (Maison de l'Amitié), Carole Verner (Maison Alcide Clément), Jacinthe Bouchard (CPE le Baluchon) ; les autres collaborateurs : La Fondation Lucie et André Chagnon, Téléfiction, Kolegram, Sylvie Rossignol (gestionnaire de projet) et Marc Senécal.

RÉSUMÉ

Un regroupement d'orthophonistes et de partenaires communautaires de l'Outaouais ont développé un programme de stimulation précoce du langage afin de favoriser l'éveil à la lecture et à l'écriture d'enfants d'âge préscolaire vivant en contexte de vulnérabilité. Ce programme est composé d'une trousse d'activités langagières, inspirée de l'émission télévisée pour enfants *Cornemuse*, ainsi que d'une formation destinée aux intervenants œuvrant en petite enfance, que ce soit en services de garde éducatifs, en milieux communautaires ou encore en maternelle quatre ou cinq ans. Un document audiovisuel et des suggestions d'activités ont également été envoyés aux parents afin que tous travaillent ensemble dans un but commun. L'évaluation du projet-pilote a été concluante : le programme Jouons avec Cornemuse et ses amis améliore de manière significative les habiletés langagières des enfants.

1. CONTEXTE

Les orthophonistes travaillant en petite enfance (0-4 ans) dans les missions CLSC des centres de santé et de services sociaux du Québec (CSSS) ont pour mandat d'offrir à la population des services de première ligne en orthophonie. Destinés aux enfants d'âge préscolaire et à leurs parents, ces services sont en lien avec la prévention et avec la promotion de conditions favorables au développement du langage, le dépistage précoce des retards de langage et l'intervention précoce de courte durée. Pour ce faire, les orthophonistes travaillent en étroite collaboration avec différents partenaires dont les intervenants en services de garde éducatifs et les intervenants des organismes communautaires.

En travaillant avec les parents, qui proviennent de diverses communautés socioculturelles, les orthophonistes constatent que les besoins des familles sont nombreux et semblent suivre une hiérarchie. Ainsi, en contexte de vulnérabilité, la stimulation langagière des enfants est souvent limitée et, en général, délaissée au profit de besoins fondamentaux non comblés. Souvent absorbés par de nombreuses préoccupations (inquiétudes financières, insécurité alimentaire, précarité du logement, etc.), ces parents apparaissent moins disponibles pour favoriser des interactions langagières riches et variées avec leurs enfants. On observe aussi, non seulement dans les milieux défavorisés mais également dans les milieux socioéconomiques modestes, que certains parents banalisent l'importance d'une bonne stimulation langagière des enfants d'âge préscolaire, souvent par manque d'informations. Ils ne voient pas nécessairement un lien entre le langage oral et la réussite scolaire de leur enfant (Senécal, Beaulieu, Doyon, Girard, Grenier, Mathieu et Picard, 2005). Ainsi, les orthophonistes exerçant en mission CLSC entendent trop fréquemment des commentaires tels que: « Ce n'est pas grave si mon enfant ne parle pas à trois ans... Quand il va entrer à l'école, il va parler... »

Parallèlement à ce travail de terrain, ces professionnelles connaissent le rôle crucial des habiletés langagières dans le développement futur de l'enfant, maintes fois souligné dans les dernières recherches scientifiques canadiennes (Sénéchal, 2005; Cohen, 2005; Girolametto,

2004). Les écrits scientifiques actuels démontrent sans équivoque l'importance du développement du langage et de l'alphabétisation en bas âge pour la réussite, tant sur le plan social, scolaire, économique que personnel (Beitchman, 2005). Différents chercheurs ont montré l'existence de liens étroits entre le développement du langage oral et l'apprentissage ultérieur du langage écrit, c'est-à-dire la lecture et l'écriture (dont Snow, Burns et Griffin, 1998; Neuman et Dickinson, 2001). Bien que ces deux domaines soient distincts, une relation a été clairement établie entre les capacités langagières du jeune enfant et la maîtrise ultérieure de la lecture (Blachman, Ball, Black et Tangel, 1994). On tend maintenant à considérer l'émergence du langage et de la littératie comme un processus dynamique et continu (Maehr, 1991).

De plus, ces constats de liens étroits entre le développement langagier et la littératie ont également suscité leur lot de recherches sur la stimulation langagière et l'éveil à l'écrit en services de garde éducatifs. Certaines études démontrent, entre autres, que la formation du personnel en services de garde sur les stratégies de développement précoce du langage améliore les interactions éducatrice-enfant et favorise une plus grande utilisation du langage, ainsi que les interactions entre pairs (Girolametto et Weitzman, 2002).

Devant cette somme de connaissances actuelles illustrant le rôle fondamental des habiletés langagières et d'éveil à l'écrit dans le développement futur de l'enfant, l'orthophoniste en mission CLSC se sent interpellée: comment favoriser le transfert des connaissances scientifiques aux principaux acteurs agissant auprès de l'enfant sur le terrain, c'est-à-dire les parents, les intervenants en services de garde éducatifs et autres intervenants communautaires? Comment sensibiliser, informer les parents et ces différents intervenants à l'importance du langage dans l'apprentissage de la lecture et de l'écriture? Comment les outiller pour qu'ils puissent favoriser de façon optimale le développement langagier et l'éveil à l'écrit au quotidien?

C'est dans un tel contexte qu'est né le projet Jouons avec Cornemuse et ses amis, idée originale de Julie Senécal, orthophoniste au CLSC de Hull[2]. En écoutant la télésérie *Cornemuse*[3] avec ses propres enfants, cette orthophoniste a été impressionnée par la qualité éducative de son contenu et elle y trouvait une source d'inspiration sans cesse

2. Le CLSC de Hull est maintenant intégré au Centre de santé et de services sociaux de Gatineau (CSSS-G).

3. Émission pédagogique populaire auprès des enfants de 3 à 6 ans, créée et produite par Téléfiction et diffusée sur les ondes de Télé-Québec.

renouvelée pour ses activités professionnelles[4]. C'est alors qu'elle eut le désir d'offrir aux familles vulnérables une cassette vidéo/DVD ne regroupant que des scènes langagières et d'éveil à l'écrit animées par *Cornemuse.* La possibilité de prêter aux familles une telle cassette vidéo/DVD lui parut un moyen ingénieux pour rejoindre les enfants et leurs parents dans leur foyer.

À partir de cette idée novatrice, elle a rassemblé en 2004 plusieurs orthophonistes et partenaires communautaires de l'Outaouais pour former une équipe de travail. Petit à petit, le projet a pris de l'ampleur grâce, entre autres, à La Fondation Lucie et André Chagnon qui a largement contribué au volet financier de ce projet.

2. OBJECTIF GÉNÉRAL ET PRINCIPES

L'objectif était clair: l'équipe voulait stimuler les habiletés langagières des jeunes enfants vivant en contexte de vulnérabilité afin de favoriser l'éveil à la lecture et à l'écriture. Pour ce faire, un programme serait créé et composé de deux éléments fondamentaux. Premièrement, une trousse d'outils utiles et accessibles serait conçue pour être utilisée soit en services de garde éducatifs, en milieux communautaires, ou en maternelle quatre ou cinq ans, et ce, par des intervenants non orthophonistes. Des lettres destinées aux parents et le prêt d'un document audiovisuel assureraient une communication étroite entre les intervenants et les parents. Deuxièmement, une formation serait donnée afin de permettre l'utilisation optimale de cette trousse. De plus, grâce au soutien de la Fondation Lucie et André Chagnon, ce programme serait évalué de façon scientifique afin de mesurer son efficacité.

Dès lors, des principes humanitaires et communautaires, dont certains sont tirés des travaux du pédiatre social Gilles Julien (2004), ont guidé les actions des membres de l'équipe, et ce, à toutes les étapes du processus. Ces membres de l'équipe souhaitaient que le programme soit d'abord développé pour les partenaires communautaires locaux, avec qui les liens étaient déjà bien établis (dont les intervenants des CPE et des milieux communautaires environnants, enseignants de maternelle 4 et 5 ans des écoles), en tenant compte de leur réalité quotidienne et des caractéristiques de leur milieu. L'équipe était ainsi motivée par un premier principe, soit celui «d'agir localement» (Julien, 2004).

4. Mme Chantal Tremblay, orthophoniste, en collaboration avec des recherchistes, avait élaboré des objectifs de communication orale et écrite pour le contenu pédagogique de la télésérie, lors de sa création.

Un deuxième principe omniprésent dans le processus de développement du projet était de « favoriser une approche globale en réseau » (Ministère de la Santé et des Services sociaux, 2004), c'est-à-dire de miser sur les personnes les plus significatives autour de l'enfant afin de faciliter la communication entre elles pour le bon développement de l'enfant. Ce principe s'est traduit à différents niveaux : d'abord, par l'implication des personnes jouant un rôle crucial dans le développement des habiletés langagières et d'éveil à la lecture, soit les parents, les intervenants en services de garde, les enseignants de maternelle quatre ans, les intervenants d'organismes communautaires ; ensuite, par la composition d'une équipe de travail regroupant plusieurs orthophonistes provenant non seulement de milieux urbains et ruraux de la région, mais aussi de milieux de travail variés (mission CLSC, milieu scolaire, centre hospitalier et pratique privée) ; et finalement, à un niveau plus large, par la collaboration de plusieurs organismes (CSSS, CPE, commissions scolaires, maisons communautaires, La Fondation Lucie et André Chagnon, Téléfiction[5] et Kolegram[6]).

Un troisième principe important pour l'équipe de travail était de « mettre la famille au centre des besoins des enfants » (Julien, 2004). Les membres de l'équipe étaient en effet convaincus qu'il fallait impliquer les parents pour la réussite du projet et leur donner la place qui leur revenait. Le prêt d'une cassette (ou DVD) pour la maison, l'envoi de lettres aux parents et l'implication des intervenants communautaires, ayant par leurs activités dans le milieu des liens privilégiés avec les familles, prenaient, pour l'équipe, tout son sens.

3. LA CONSCIENCE LINGUISTIQUE : QUELQUES NOTIONS THÉORIQUES

Le programme de stimulation précoce du langage créé vise particulièrement le développement de la métalinguistique chez l'enfant âgé de trois ans et demi à six ans. La métalinguistique renvoie en général à l'habileté à réfléchir et à porter un jugement sur le langage oral (prononciation, vocabulaire, phrases). Ses composantes principales sont la conscience phonologique, la conscience lexicale-sémantique et la conscience morphosyntaxique (Senécal *et al.*, 2005). Pour une meilleure compréhension, précisons ces quelques notions, telles que décrites antérieurement dans les travaux de De Champlain, Gingras et Théroux (2001) :

---

5. Maison de production qui a créé et produit la série télévisée *Cornemuse*.
6. L'Agence de design et de communication qui a conçu tous les éléments visuels de la trousse, sauf le DVD.

- La **conscience phonologique**: réfère à la conscience que les mots sont composés d'unités plus petites, telles que les syllabes et les sons (qu'on appelle aussi les phonèmes). Elle peut être divisée en trois composantes soit la conscience syllabique, la conscience de la rime et la conscience phonémique. La conscience syllabique renvoie à la conscience que les mots sont composés de syllabes. C'est la capacité chez l'enfant de manipuler les syllabes d'un mot. Par exemple, frapper dans ses mains chaque syllabe du mot *pan-ta-lon*. La conscience de la rime renvoie à la conscience que les mots peuvent finir par le même son. Par exemple, les mots *ami* et *souris* se terminent par le même son «i». L'identification de la rime représente l'une des premières étapes de la conscience phonologique chez l'enfant (Gombert, 1990). La conscience phonémique renvoie à la conscience que les mots sont composés de phonèmes. Par exemple, le mot *fourmi* commence par le son «f». C'est donc la capacité à manipuler les sons d'un mot. Les habiletés de conscience phonémique chez les enfants de maternelle sont le meilleur indicateur de réussite future dans l'apprentissage de la lecture et de l'écriture (Whitehurst et Lonigan, 1998).
- La **conscience lexicale-sémantique** renvoie à la capacité d'analyser le vocabulaire et le sens des mots. À titre d'exemple, les activités amenant l'enfant à trouver des synonymes, des homonymes (p. ex., le mot *eau* et *haut* se disent de la même façon mais ils ont des sens différents), des antonymes (p. ex., le contraire de *chaud, c'est...*), à juger si un mot existe ou non, favorisent le développement de cette conscience.
- La **conscience morphosyntaxique** renvoie à la conscience des règles de la grammaire, de la structure de la phrase et des marqueurs morphologiques. À titre d'exemple, l'enfant doit réfléchir sur l'ordre des mots dans une phrase, juger si une phrase est écrite correctement ou si elle contient des erreurs grammaticales (p. ex., *on prendre du lait*).

4. LE PROGRAMME JOUONS AVEC CORNEMUSE ET SES AMIS

4.1. La trousse

4.1.1. Guide de l'utilisateur

La trousse contient un guide de l'utilisateur qui accompagne l'intervenant dans l'exploitation du contenu de la trousse. On y présente, entre autres, certains aspects théoriques et pratiques pertinents à l'utilisation optimale de la trousse.

Figure 5.1
Exemple de quatre cartes d'images

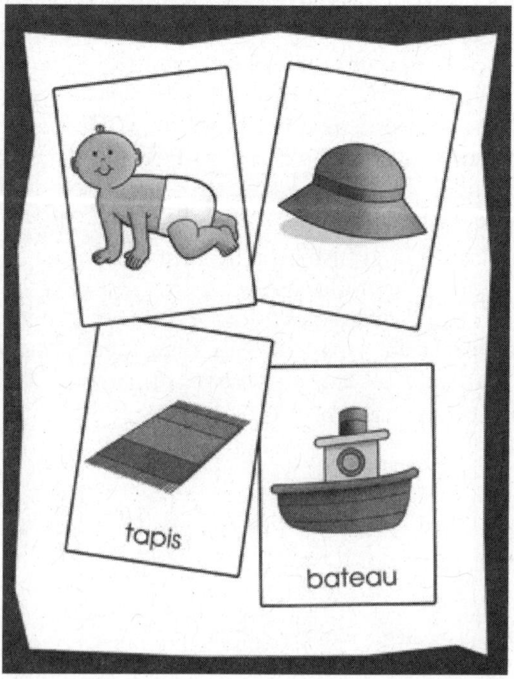

4.1.2. Document audiovisuel

À la suite d'une entente, la maison de production Téléfiction a créé pour le projet un document audiovisuel exclusif regroupant 25 scènes stimulant particulièrement les habiletés métalinguistiques décrites ci-dessus. Ces scènes, sélectionnées par des orthophonistes de l'équipe, ont été regroupées en cinq sections : la conscience syllabique (six scènes), la conscience des rimes (sept scènes), la conscience phonémique (deux scènes), la conscience lexicale-sémantique (sept scènes) et la conscience morphosyntaxique (trois scènes). Chaque trousse contient plusieurs copies de ce document audiovisuel. Celui-ci est d'abord visionné en groupe dans le service de garde de l'enfant (ou en milieu communautaire, ou en maternelle) et une copie est prêtée à l'enfant comme outil de réinvestissement à la maison.

4.1.3. Fiches d'exercices et banque d'images

La trousse contient également 40 activités langagières, écrites dans un langage simple et accessible, sous forme de fiches d'exercices plastifiées. On retrouve sur chacune d'elle le but de l'activité, ainsi que les différentes étapes à suivre pour que l'intervenant puisse animer cette activité au sein de son groupe d'enfants. Elles ont été rédigées par les orthophonistes en partenariat avec les intervenants communautaires afin de s'assurer de la clarté des consignes données, d'un vocabulaire vulgarisé et de la faisabilité des activités sur le terrain. Elles ont pour but de consolider certaines notions présentées dans le document audiovisuel et d'offrir aux enfants des situations d'apprentissage concrètes en lien avec les scènes qu'ils ont visionnées. Comme on l'a fait dans le document audiovisuel, ces activités sont également regroupées en cinq sections (conscience syllabique, conscience de la rime, conscience phonémique, conscience lexicale-sémantique et conscience morphosyntaxique). Elles sont accompagnées de plus de 300 cartes d'images couleurs plastifiées destinées à l'animation des activités.

4.1.4. Lettres aux parents

La trousse contient onze courtes lettres destinées aux parents, écrites également par les partenaires communautaires et orthophonistes du projet. Ces brefs messages ont pour but de suggérer aux parents des façons simples de consolider les apprentissages faits par leur enfant. Globalement, ces lettres aux parents, tout comme le document audio-visuel prêté pour la maison, visent à sensibiliser les parents aux liens entre le langage oral et l'apprentissage de la lecture et de l'écriture.

4.2. Formation des partenaires communautaires

Les membres de l'équipe ayant comme motivation première le transfert des connaissances, une formation a été offerte à tous les intervenants communautaires qui souhaitaient utiliser la trousse. Cette formation de sept heures a été donnée par deux orthophonistes du projet. Les assises théoriques, les objectifs du programme ainsi que le contenu de la trousse ont été présentés. Des explications et recommandations sur le matériel et l'animation de chacune des activités ont été données. En tout, 20 intervenants ont été formés et ont pu expérimenter la trousse et se familiariser avec les diverses activités suggérées.

5. MÉTHODE

Une équipe d'orthophonistes du projet, guidée par un professeur d'orthophonie de l'Université d'Ottawa et appuyée par la Fondation Lucie et André Chagnon, s'est formée dans le but d'établir un plan de recherche[7]. Celui-ci devait mesurer si le programme Jouons avec Cornemuse et ses amis, tel que décrit ci-dessus, appliqué par des intervenants non orthophonistes dans le milieu de l'enfant (soit en services de garde éducatifs ou en maternelle quatre ans), permettait d'améliorer de façon significative les habiletés métalinguistiques (conscience phonologique, conscience lexicale-sémantique et conscience morphosyntaxique) chez une clientèle d'enfants âgés de quatre et cinq ans. Deux groupes d'enfants ont été créés : un groupe expérimental et un groupe témoin. Les habiletés langagières de ces deux groupes ont été évaluées avant (prétest) et après l'intervention (posttest), celle-ci se déroulant sur une période de 15 semaines.

La formation étant une partie intégrante du programme, elle a été offerte dans un premier temps aux intervenants impliqués dans le groupe expérimental[8]. Ces derniers ont aussi reçu, lors de la formation,

7. Le devis d'évaluation et les analyses statistiques ont été réalisés avec Pascal Lefebvre (Université d'Ottawa).

8. Notons cependant qu'à la fin de la période d'évaluation du programme, les intervenants du groupe témoin ont pu recevoir à leur tour la formation ainsi qu'une trousse d'activités.

une planification hebdomadaire des activités de la trousse pour obtenir une répartition égale des 40 activités pendant la durée de l'intervention, et ainsi s'assurer d'une stimulation continue et suffisante pendant les 15 semaines de l'intervention.

De plus, des données qualitatives ont également été recueillies portant d'une part, sur la qualité et le contenu de la formation offerte, à l'aide de questionnaires, et d'autre part, sur l'appréciation des activités de la trousse, à l'aide des carnets de bord.

5.1. Participants

Les enfants participant à l'étude provenaient de quatre établissements de la région urbaine francophone de Gatineau (trois centres de la petite enfance et une école primaire offrant la maternelle quatre ans) situés dans des secteurs ayant un indice de défavorisation reconnu par le ministère de l'Emploi et de la Solidarité sociale[9]. En tout, 76 enfants âgés de quatre et cinq ans ont participé à l'étude. Le groupe expérimental, soit celui qui allait recevoir la stimulation langagière du programme, était composé de deux groupes d'enfants d'un CPE ainsi que de deux classes de maternelles 4 ans, pour un total de 38 enfants; le groupe témoin, qui devait continuer ses activités habituelles en suivant le programme éducatif de son établissement, était composé de quatre groupes d'enfants provenant de deux CPE, pour un même total de 38 enfants.

Afin de pouvoir comparer les échantillons selon différentes variables et de s'assurer que les enfants participant à l'étude provenaient d'un milieu essentiellement francophone (communiquant en français à la maison un minimum de 75 % du temps), des questionnaires furent envoyés à l'attention des parents. Notons que les enfants qui n'ont pas été retenus comme sujets à l'étude ont quand même pu participer aux activités de la trousse au sein de leur groupe régulier. Lors d'analyses postintervention, les échantillons ont été comparés à l'aide de différents tests statistiques sur les variables recueillies : des tests *t* (paramétriques) ont été utilisés pour les variables continues (âge, score moyen à l'*ÉVIP*); un *test Mann-Whitney U* (non paramétrique) a été utilisé pour la variable ordinale «*Niveau d'éducation de la mère*»; et des *tests Chi Carré de Pearson* (χ^2) ont été utilisés pour les variables catégorielles (par exemple, le pourcentage garçons/filles, le pourcentage d'enfants avec difficultés de langage). En résumé, deux différences significatives sont relevées : le groupe expérimental est légèrement plus âgé que le groupe témoin et

9. On réfère ici à l'Indice de défavorisation matérielle et sociale de Pampalon et Raymond présenté dans le document du ministère de l'Emploi et de la Solidarité sociale (2005).

les mères du groupe expérimental sont moins scolarisées que celles du groupe témoin. Retenons cependant que malgré ces différences, les deux groupes ont obtenu des résultats équivalents à toutes les épreuves en prétest. Ces données seront présentées dans la section « Résultats ».

5.2. Évaluation des habiletés langagières des participants

Les tests suivants ont été utilisés afin d'évaluer les habiletés langagières des enfants :

- *ÉVIP* : L'*Échelle de vocabulaire en images Peabody*. Ce test évalue le vocabulaire réceptif des enfants âgés de 2½ à 18 ans.
- *ÉPCP* : *Épreuve préscolaire de conscience phonologique* (Lefebvre, Girard, Desrosiers, Trudeau et Sutton, 2007). Cette épreuve évalue la conscience phonologique des enfants de 4 à 5 ans à l'aide de quatre épreuves individuelles, dont deux de forme réceptive et deux de forme productive.
- *Épreuves du test de Chomedey-Laval* (non publié) : une épreuve de conscience morphosyntaxique et une autre de conscience lexicale-sémantique ont été utilisées.

Les évaluations du prétest ont eu lieu, pour les deux groupes, sur une période de trois semaines. L'administration de ces tests durait en moyenne de 40 à 60 minutes par enfant et se déroulait au CPE ou à l'école de l'enfant. À la fin de la période d'expérimentation, les deux groupes ont été réévalués à l'aide des tests décrits ci-dessus, à l'exception de l'*ÉVIP* utilisé uniquement à des fins de comparaison des échantillons. Les évaluations du posttest ont également requis trois semaines d'évaluation.

5.3. Intervention

Une fois l'évaluation des habiletés langagières des enfants complétée, la stimulation du langage à l'aide de la trousse a alors débuté dans le groupe expérimental. Les intervenantes ont expérimenté dans leur milieu respectif les activités planifiées pour le développement de chacune des trois consciences linguistiques, selon l'ordre préétabli de la trousse. Elles ont également rempli leurs questionnaires d'appréciation dans leur carnet de bord. En général, chaque type de conscience a été travaillé pendant une période approximative de trois semaines, à raison de deux à trois activités par semaine. L'animation de ces activités durait en moyenne 30 minutes et commençait la plupart du temps par le visionnement des scènes de langage tirées du vidéo (ou DVD) se rapportant à la conscience travaillée. Par la suite, l'intervenante animait l'activité à l'aide du matériel fourni dans la trousse et, aux différents moments prévus, elle acheminait une lettre aux parents. Quant aux enfants du groupe témoin, ils ont poursuivi leurs activités habituelles conformément au programme éducatif de leur établissement.

6. RÉSULTATS

6.1. Résultats quantitatifs

Les performances des deux groupes aux épreuves administrées en prétest et en posttest ont été comparées. Des analyses détaillées ont été réalisées. Les résultats sont présentés ici sommairement :

Les résultats obtenus concernant la conscience phonologique sont les plus probants (évaluée par l'*ÉPCP*). Lors du prétest, les deux groupes présentaient des résultats similaires. Par contre, au posttest, les résultats démontrent que les deux groupes se sont améliorés de façon significative, mais que l'amélioration du groupe expérimental a été deux fois plus élevée que celle du groupe témoin. Ces résultats suggèrent donc que la conscience phonologique des enfants du groupe témoin s'est améliorée naturellement pendant cette période, mais que pour la même période, les activités de la trousse ont permis aux enfants du groupe expérimental de s'améliorer deux fois plus que leurs pairs n'ayant pas bénéficié des activités du programme.

Concernant la conscience morphosyntaxique évaluée par une épreuve du test de Chomedey-Laval, les résultats observés sont similaires à ceux décrits ci-dessus, c'est-à-dire que les deux groupes ont eu des résultats comparables au prétest, mais le groupe expérimental a obtenu des résultats supérieurs à ceux du groupe témoin au posttest. Cette amélioration du groupe expérimental est significative alors que les performances du groupe témoin sont restées stables, c'est-à-dire que leurs résultats ne démontrent pas d'amélioration mesurable.

Concernant la conscience lexicale, telle qu'évaluée par une des épreuves du test de Chomedey-Laval (épreuve d'homonymes et d'antonymes), les résultats des deux groupes avant le programme (prétest) ne présentaient pas de différence significative. Par ailleurs, en posttest, les résultats du groupe expérimental ont été supérieurs à ceux du groupe témoin. De plus, les performances du groupe expérimental se sont améliorées de façon significative, alors que celles du groupe témoin sont restées sensiblement les mêmes qu'au prétest.

6.2. Résultats qualitatifs

Les questionnaires de satisfaction relatifs à la formation offerte ont été complétés et recueillis ainsi que tous les carnets de bord des intervenants ayant utilisé la trousse. Ces informations ont pour le moment été interprétées sommairement. En résumé, les participants à la formation offerte ont été très satisfaits. Les commentaires consignés dans les carnets de bord ont été élogieux et furent en soi un véritable témoignage de la richesse de la trousse et de son appréciation tant de la part des enfants, des parents que des intervenants (Senécal *et al.*, 2008). Des éducatrices d'un CPE participant au groupe expérimental nous ont rapporté que des enfants comptaient les syllabes des mots au lieu de faire la sieste; elles ont trouvé le matériel intéressant, facile à utiliser et à intégrer dans leurs routines. D'autres intervenants ont mentionné que les enfants faisaient des apprentissages rapides et que les résultats étaient concrets. On note même que certains parents auraient rapporté verbalement aux éducatrices «ne pas avoir eu le choix de faire les activités, car les enfants le demandaient». À cet effet, les éducatrices ont mentionné dans les carnets de bord que plusieurs parents ont été impressionnés par l'influence des activités (Senécal *et al.*, 2008). En général, les différents partenaires ont apprécié la trousse, ont été ravis de voir les progrès des enfants et suivent, avec grand intérêt, les suites du projet.

7. DISCUSSION

En résumé, les habiletés langagières des enfants participant aux deux groupes étaient comparables avant l'intervention mais, après l'expérimentation, les résultats du groupe expérimental ont surpassé ceux du groupe témoin pour les trois types de consciences mesurées. Les résultats du groupe expérimental se sont améliorés selon toutes les mesures alors que ceux du groupe témoin ne se sont améliorés qu'à l'épreuve de la conscience phonologique. Pour le groupe expérimental, l'amélioration dans cette épreuve a été deux fois plus grande que celle du groupe témoin. Ces résultats démontrent que le programme stimule efficacement le développement des habiletés métalinguistiques des enfants, particulièrement le développement des habiletés de conscience phonologique.

Depuis la fin du projet-pilote, l'équipe des orthophonistes a entamé la révision du contenu de la trousse grâce à tous les carnets de bord recueillis. Les explications qui accompagnent les fiches d'activités ont été revues et améliorées, et certaines images ont été retravaillées. L'ordre des activités a aussi été révisé. Il est prévu que la nouvelle trousse Jouons avec Cornemuse et ses amis sera disponible d'ici la fin de l'année 2008[10].

L'évaluation du projet-pilote Jouons avec Cornemuse et ses amis a démontré l'efficacité du programme pour stimuler le développement de la métalinguistique, particulièrement les habiletés de conscience phonologique, lesquelles prédisent le mieux la réussite en lecture et écriture. Dans le contexte actuel, où l'importance des habiletés langagières et d'éveil à l'écrit dans le développement futur de l'enfant est mentionnée autant dans les écrits scientifiques que dans les outils d'intervention (par exemple, *Accueillir la petite enfance: le programme éducatif des services de garde du Québec*), le fait d'avoir un programme francophone, efficace et applicable dans différents milieux préscolaires (services de garde éducatifs, organismes communautaires, scolaires) représente selon nous un avancement important. De plus, lorsque la trousse sera effectivement disponible pour tous les CPE, écoles primaires et organismes communautaires du Canada francophone, ce programme sera non seulement un outil de stimulation du langage pertinent pour les enfants d'âge préscolaire, mais surtout pourrait possiblement représenter un moyen de prévention des difficultés d'apprentissage éventuelles de la lecture et de l'écriture.

Par ailleurs, au-delà de ces résultats, l'expérience vécue grâce au projet-pilote Jouons avec Cornemuse et ses amis a également permis aux membres de toute l'équipe de mesurer concrètement la richesse d'un travail multidisciplinaire, regroupant plusieurs partenaires et expertises différentes. Notons par ailleurs que ce projet a été réalisé grâce à la mobilisation d'une équipe de travail importante qui y a investi sans compter de nombreuses heures de bénévolat. Enfin, des liens étroits ont été développés ou consolidés entre différents acteurs du projet (enseignants de maternelle 4 ans et orthophonistes, éducatrices de CPE et intervenants de milieux communautaires, parents et éducatrices en services de garde, etc.) et, lorsqu'on considère que chaque partenaire

10. Notons que la trousse sera distribuée exclusivement aux institutions canadiennes. Pour obtenir de l'information sur les démarches à faire pour se procurer la trousse, consultez votre association régionale des centres de la petite enfance.

apporte une contribution unique et indispensable à un projet, ces rapprochements sont indéniablement une retombée majeure qui ouvrira, peut-être, la porte à la création de projets d'envergure dans l'Outaouais.

RÉFÉRENCES

BEITCHMAN, J. (2005). « Développement du langage et impacts sur le développement psychosocial et affectif des enfants », dans R.E. Tremblay, R.G. Barr et R. de V. Peters (dir.), *Encyclopédie sur le développement des jeunes enfants,* Montréal, Centre d'excellence pour le développement des jeunes enfants, <www.enfant-encyclopedie.com/Pages/PDF/BeitchmanFRxp.pdf>, consulté le 26 septembre 2008.

BLACHMAN, B., E. BALL, R. BLACK et D. TANGEL (1994). « Kindergarten teachers develop phoneme awareness in low-income, inner-city classrooms : Does it make a difference ? », *Reading and Writing: An Interdisciplinary Journal,* (6), p. 1-18.

COHEN, N.J. (2005). « L'impact du développement du langage sur le développement psychosocial et affectif des jeunes enfants », dans R.E. Tremblay, R.G. Barr et R. de V. Peters (dir.), *Encyclopédie sur le développement des jeunes enfants,* Montréal, Centre d'excellence pour le développement des jeunes enfants, <www.enfant-encyclopedie.com/Pages/PDF/CohenFRxp.pdf>, consulté le 26 septembre 2008.

DE CHAMPLAIN, L., L. GINGRAS, et M. THÉROUX (2001). *De l'oral à l'écrit : interventions en langage écrit auprès de l'élève présentant des troubles du langage oral au 1er cycle du primaire,* Québec, Fonds de développement coopératif des régions de la Capitale-Nationale et de Chaudière-Appalaches.

GIROLAMETTO, L. (2004). « Services et programmes de soutien au développement du langage des jeunes enfants », dans R.E. Tremblay, R.G. Barr et R. de V. Peters (dir.), *Encyclopédie sur le développement des jeunes enfants,* Montréal, Centre d'excellence pour le développement des jeunes enfants, <www.enfant-encyclopedie.com/Pages/PDF/CohenFRxp.pdf>, consulté le 26 septembre 2008.

GIROLAMETTO, L. et H. WEITZMAN (2002). « Responsiveness of child care providers in interactions with toddlers and preschoolers », *Language, Speech and Hearing Services in schools,* (33), p. 268-281.

GOMBERT, J.E. (1990). *Le développement métalinguistique,* Paris, Presses Universitaires de France.

JULIEN, G. (2004). *Soigner différemment les enfants, méthodes et approches,* Montréal, Logique.

LEFEBVRE, P., C. GIRARD, K. DESROSIERS, N. TRUDEAU et A. SUTTON (soumis). «Phonological awareness tasks for french-speaking preschoolers», *Canadian Journal of Speech-Language Pathology and Audiology.*

MAEHR, J. (1991). *The High/Scope K-3 Curriculum Series : Language and literacy,* Ypsilanti, High/Scope Press.

MINISTÈRE DE LA FAMILLE ET DES AÎNÉS (2007). *Accueillir la petite enfance : le programme éducatif des services de garde du Québec,* Québec, Gouvernement du Québec.

CHAPITRE 6

Les chemins croisés de la littératie et de la musique

Pistes d'intervention pour les enfants d'âge préscolaire

Jonathan Bolduc
Université d'Ottawa

Anie Vachon
Centre de santé et de services sociaux des Collines

RÉSUMÉ

Ce chapitre examine le développement langagier et musical chez les enfants d'âge préscolaire. Nous présenterons d'abord des liens théoriques généraux qui unissent ces deux domaines. Ensuite, nous proposerons quelques pistes d'intervention complémentaires pour soutenir l'éveil à l'écrit en services de garde éducatifs en abordant notamment la conscience syllabique, la conscience de la rime et le traitement séquentiel. D'après nos expériences cliniques, appuyées par les écrits scientifiques récents, l'éducation musicale apparaît comme une approche innovatrice favorisant l'émergence de la lecture et de l'écriture.

Des recherches révèlent que l'entrée dans l'écrit s'entame bien avant la scolarisation formelle. Vers l'âge de trois ans et demi ou quatre ans, l'enfant commence à se questionner sur la structure du langage et, par la suite, sur son utilité et ses fonctions (Chauveau, 2000; Montésinos-Gelet et Morin, 2006). Lors de l'inscription à la maternelle, il demeure néanmoins que 12% des enfants canadiens et états-uniens présentent des retards du langage oral qui, possiblement, auront des répercussions sur l'apprentissage de la lecture et de l'écriture (Beitchman *et al.*, 1986; Tomblin *et al.*, 1997). Comme mesures préventives, des programmes d'intervention ont été implantés afin de soutenir le développement des habiletés de littératie précoce auprès de cette population. Parmi ces programmes, ceux intégrant une dimension musicale se sont montrés particulièrement efficaces (Standley et Hughes, 1997; Register, 2001). En effet, les recherches menées en psychologie et en éducation indiquent que l'apprentissage musical favorise le développement de trois composantes qui seraient également impliquées dans le développement du langage, c'est-à-dire la perception auditive, la mémoire auditive et les habiletés *méta*. Le présent chapitre vise à mettre en lumière les liens théoriques généraux existant entre le développement langagier et musical. En nous basant sur ces fondements, nous proposerons ensuite quelques pistes d'intervention associées à ces deux domaines pour stimuler l'émergence de certains préalables au langage écrit.

1. LIENS THÉORIQUES ENTRE LE DÉVELOPPEMENT LANGAGIER ET MUSICAL

L'éclosion des recherches en psychologie et en éducation à la fin des années 1960 a amené différents spécialistes à s'intéresser aux liens théoriques entre le développement langagier et musical (Bolduc, 2006). En premier lieu, la perception auditive fut très tôt étudiée, puisqu'il s'agit d'un processus de construction mentale, au sens où elle permet de reconnaître, de comparer et de distinguer une variété de stimuli sonores. Dans leurs travaux, Dumaurier (1990) et Francès (1981, 1984) ont montré que l'enfant développe rapidement un système d'aptitudes perceptives. Dès l'âge de trois ans, il serait en mesure d'identifier et de reproduire diverses unités sonores (rimes, sons longs, sons courts, etc.). Ces deux auteurs prétendent que le développement langagier et musical sont liés, car chacun d'eux vise le traitement d'informations phonologiques.

Willems (1977, 1987) considère également que l'enfant vit en grande partie « sensoriellement » durant les premières années de sa vie et qu'il est particulièrement attentif au monde sonore qui l'entoure. Si plusieurs enfants confondent certaines informations langagières et musicales au cours de la petite enfance (par exemple, confusion entre différents phonèmes /k/, /t/, séquences rythmiques régulières ou irrégulières [battement musical stable ou instable]), la majorité parviendrait graduellement à réaliser avec succès diverses tâches de discrimination phonologique à l'entrée à la maternelle (identification d'une syllabe au début d'un mot, segmentation d'un mot en syllabes). À l'instar de Willems (1987), des auteurs, dont Sloboda (1985) et Ribière-Raverlat (1997), sont d'avis que le développement perceptif tient aussi compte de deux autres facteurs, à savoir les dispositions innées et la culture. Que ce soit sur le plan langagier ou musical, chaque enfant peut, selon son capital biologique, l'environnement dans lequel il vit et l'éducation qu'il reçoit, atteindre divers niveaux de compétence sur le plan perceptif. Entre l'âge de trois à cinq ans, certains enfants accéderaient à un niveau de compétence minimal, caractérisé par une écoute globale plus ou moins attentive, sans analyse, tandis que d'autres développeraient des capacités d'écoute plus fines et analytiques en distinguant d'une façon plus précise la hauteur et la durée des sons et l'organisation linguistique (Flohr, 2003)[1].

En deuxième lieu, plusieurs chercheurs ont constaté que l'activité auditive est, au-delà de la perception, soumise à des contraintes temporelles : dès qu'une information sonore est perçue, la mémoire est sollicitée afin d'établir des liens avec les informations sonores intégrées précédemment (Goanac'h et Larigauderie, 2000; Majerus, Van der Linden et Belin, 2001). Par exemple, pour savoir si une séquence musicale a été modifiée ou si un mot débute par la même syllabe, un enfant doit *a priori* se souvenir de la séquence musicale et du mot original. La mémoire auditive permet, selon Ribière-Raverlat (1997), de créer des mises en relation qui guident les conduites perceptives.

Quelques chercheurs, dont Francès (1984, 1985), ont élaboré une taxonomie de la perception afin de préciser le rôle qu'occupe la mémoire auditive dans le développement du jeune enfant. Selon les travaux réalisés par ce chercheur, auxquels se réfèrent toujours plusieurs spécialistes en langue et en musique (Imberty, 1995; Ribière-Raverlat, 1997), cinq

1. Sur le plan musical, la *hauteur* est définie comme la mise en place de mécanismes de décodage par lesquels l'individu traite l'information musicale d'une façon successive, c'est-à-dire en considérant la hiérarchie des sons à l'intérieur d'un système musical donné (son grave/son aigu). La *durée* représente le traitement de l'organisation temporelle, c'est-à-dire la façon dont l'individu traite, entre autres, la pulsation, la mesure et le tempo. De son côté, *l'organisation linguistique* renvoie, entre autres, aux unités linguistiques propres au langage oral, soit la syllabe, la rime et le phonème. Quant à elle, l'accentuation correspond au repérage et à la mise en relief d'une unité phonologique dans un mot (par exemple la syllabe /peau/ dans le mot chapeau).

conduites perceptives existent chez l'humain. Les trois premières, particulièrement sollicitées au cours de la petite enfance, sont décrites ci-dessous[2].

Premièrement, Francès (1984, 1985) s'intéresse à la « détection » qu'il qualifie de réaction de vigilance, puisqu'elle comporte deux éléments qui stimulent la mémoire auditive. D'abord, l'« attention », car elle favorise la concentration et permet d'éviter que l'enfant soit distrait par des événements extérieurs tels que les déplacements ou les bruits environnants. Ensuite, la « motivation » est essentielle afin de conserver la qualité d'attention préalablement acquise. Le chercheur précise que la variation des modalités d'écoute (par exemple, écoute en reproduisant des gestes graphiques, en inventant des paroles sur une mélodie) augmente la motivation intrinsèque des enfants et pourrait contribuer à améliorer favorablement leurs stratégies d'écoute (mieux reconnaître le refrain, être capable d'anticiper des actions dans une comptine, se rappeler des animaux présentés dans une chanson inventée, etc.).

Deuxièmement, Francès (1984, 1985) estime que l'« identification » se fait d'abord par le prélèvement et la détection d'indices, c'est-à-dire l'écoute active d'un stimulus sonore. L'enfant doit, par la suite, traiter ce stimulus afin d'établir une concordance avec un modèle emmagasiné dans son lexique mental et, finalement, proposer une réponse. À titre d'exemple, si l'on demande à un enfant de reconnaître lequel des mots suivants (pain/riz/bûche) se termine de la même façon que le mot cible /ruche/, il doit, d'une part, identifier la finale des trois premiers mots, l'analyser et la conserver en mémoire et, d'autre part, être en mesure de la comparer à la fin du mot cible pour ensuite porter un jugement. Cette conduite perceptive est graduelle et Francès (1985) considère, tout comme Foster (1976), que le répertoire de mots intériorisés de l'enfant s'enrichit au fur et à mesure qu'il participe à des activités significatives stimulant ses capacités d'écoute sur les plans langagier et musical.

Finalement, la « différenciation » (ou discrimination) se distingue de l'identification au sens où elle implique la reconnaissance (pareil) ou la distinction (pas pareil) entre deux ou plusieurs stimuli sonores (séquence mélodique, séquence rythmique, mot décomposé en phonèmes ou en syllabes, etc.) perçus dans un court laps de temps, stockés dans la mémoire à court terme et non dans la mémoire à long terme. Les enfants de trois à cinq ans ont des capacités mnésiques qui sont

2. À titre informatif, mentionnons que la quatrième conduite perceptive, nommée « appréhension immédiate », correspond au nombre de stimuli sonores qu'un auditeur peut conserver en mémoire pendant une période de cinq secondes. La cinquième, appelée « estimation », est une conduite perceptive qui peut prendre des formes diverses en favorisant soit des appréciations d'ordre introspectif, soit des jugements objectifs, soit des jugements normatifs, soit des jugements de signification.

plus limitées que celles des adultes. Ils parviennent généralement à différencier des séquences d'au plus cinq sons. Vers l'âge de trois ou quatre ans, on constate que l'empan mnésique de l'enfant permet de distinguer avec une certaine aisance des séquences de trois sons (mots de trois syllabes, enchaînement musical de trois sons conjoints, etc.). Néanmoins, ces habiletés seraient variables et tributaires du nombre d'activités phonologiques auxquelles participent les enfants (Flohr, 2003). Il est donc essentiel que ces dernières soient proposées quotidiennement en contexte éducatif et qu'elles soient adaptées à leur développement cognitif.

Comme nous l'avons mentionné précédemment, le fait d'analyser diverses informations sonores et de les comparer entre elles stimule la perception auditive et la mémoire auditive, mais il amène en plus l'enfant à prendre une distance face aux unités linguistiques et musicales, favorisant ainsi le développement des habiletés *méta*. Cette expression, qui prend son origine dans la langue grecque (au-delà de), représente, au sens large, la connaissance qu'une personne a de ses propres processus cognitifs (Tardif, 1992). Les habiletés *méta* sont au cœur des apprentissages et se manifestent dès la petite enfance, ce qui justifie notamment la pertinence d'implanter des programmes de littératie précoce qui intègrent une dimension musicale dans un contexte de services de garde éducatifs. En effet, dans le cadre de nos travaux antérieurs, nous avons été en mesure de démontrer que certains enfants de maternelle montrent des retards sur le plan du développement du langage oral qui pourraient entraîner des difficultés en lecture et en écriture. Ces faiblesses langagières affectent non seulement les interactions quotidiennes, mais ont également des répercussions sur les résultats scolaires (Dickinson et Neuman, 2005). En développant ses capacités perceptives et productives musicales, on permet à l'enfant, dès son jeune âge, d'améliorer sa perception auditive, sa mémoire auditive et de développer différentes stratégies d'apprentissage sans toutefois se consacrer exclusivement à des tâches d'éveil à l'écrit. Par l'apprentissage de la musique, l'enfant centre son attention sur des éléments différents, mais tout aussi utiles à l'émergence et au développement de capacités sur le plan langagier.

2. QUELQUES PISTES D'INTERVENTION EN LITTÉRATIE PRÉCOCE ET EN MUSIQUE

En se référant aux données issues des recherches des dernières années, la musique apparaît comme une approche éducative complémentaire propre à favoriser le développement du langage. Que ce soit en chantant, en jouant avec les instruments de musique, en inventant des paroles ou en participant à des activités d'écoute structurées, les enfants prennent plaisir à analyser les sons de leur environnement et à reconnaître graduellement les unités sonores de la parole (par exemple, rime, syllabe, phonème) et la structure du langage écrit (par exemple, latéralité, séquentialité). Dans une perspective d'éveil, des pistes d'intervention propres à la conscience syllabique, à la conscience de la rime et au traitement séquentiel sont approfondies ci-dessous dans le but de stimuler l'émergence de certains préalables au langage écrit, notamment en contexte de services de garde éducatifs.

2.1. Pistes d'intervention favorisant la conscience syllabique

Vers l'âge de trois ou quatre ans, l'enfant développe sa conscience syllabique en manipulant graduellement les plus grandes unités phonologiques des mots (les syllabes) avant de s'intéresser aux plus petites (les phonèmes) (Anthony, Lonigan, Burgess, Driscoll, Phillips et Cantor, 2002). La sensibilisation de l'enfant à certaines opérations mentales se rapportant à la syllabe pourrait faciliter, à une étape ultérieure, le développement de la conscience phonémique (qui se rapporte au phonème), connue comme un facteur de réussite en lecture et en écriture à la maternelle (Bradley et Bryant, 1983). Diverses activités liées à l'analyse syllabique sont déjà exploitées par les éducatrices en service de garde éducatif. Les pistes d'intervention intégrant une dimension musicale sur lesquelles nous porterons notre attention concernent principalement la segmentation et l'identification.

La segmentation syllabique correspond à la capacité de l'enfant à séparer les mots qu'il prononce en syllabes (par exemple, pan-ta-lon). Énoncer les prénoms en frappant dans les mains pour accentuer chaque syllabe est une façon traditionnelle d'initier les enfants à cette manipulation phonologique. L'utilisation de comptines ou de refrains de chansons dans lesquels on invitera l'enfant à chanter en frappant les syllabes sur le rythme de la chanson peut aussi être une approche efficace. Cependant, il importe de mentionner que l'intérêt pédagogique accordé aux chansons enfantines se situe au-delà de la segmentation syllabique et qu'il pourrait s'étendre jusqu'au domaine lexical. La décomposition de nouveaux mots d'une chanson en syllabes facilite l'emmagasinage phonologique du lexique, qui joue lui aussi un rôle prépondérant dans l'apprentissage de la lecture et de l'écriture (Sénéchal, Ouellette et Rodney, 2007; Storch et Whitehurst, 2002). Si nous nous référons à certains auteurs, dont Schön, Boyer, Moreno, Besson, Peretz, Kolinsky (2007), les chansons, par leur composante mélodique, aideraient à l'apprentissage des mots; en répétant la même chanson plusieurs fois par semaine, avec les mêmes mots comme unités d'apprentissage, il est possible que les représentations phonologiques qui sous-tendent le lexique soient consolidées.

Dans les activités d'analyse syllabique, l'utilisation de blocs ou de boutons s'avère un moyen pertinent de représenter, sur le plan visuospatial, les syllabes contenues dans un mot. Ce support visuel aiderait l'enfant à effectuer différentes opérations mentales de complexité variable : segmenter un mot, mais aussi compter les syllabes qu'il comporte. L'intégration de la composante visuospatiale permettrait aussi à l'enfant de faire des activités d'identification, telles que nommer la première, la deuxième ou la troisième syllabe, etc. Il serait aussi en mesure de porter différents jugements sur les mots décomposés en syllabes en reconnaissant, par exemple, deux mots analysés qui ont le même nombre d'unités ou de façon plus complexe, deux mots qui commencent par la même syllabe.

Ces activités d'analyse trouvent également leur pendant du point de vue musical. En effet, les recherches révèlent que l'interprétation de formules rythmiques régulières, c'est-à-dire la même valeur de notes répétée plusieurs fois, permettrait à l'enfant d'être graduellement plus attentif à l'exclusivité[3] des séquences musicales (Radocy et Boyle, 2003). À titre d'exemple, lorsqu'une formule écrite variant de deux à quatre notes égales est présentée à l'enfant, ce dernier doit d'abord prendre conscience du nombre de sons qu'elle comporte pour, par la suite, pouvoir la reproduire avec exactitude à l'aide d'un instrument de percussion. Une intervention semblable prend tout son sens dès le jeune âge, car elle sensibilise l'enfant à la segmentation, manipulation essentielle au moment où il s'éveille à l'écrit. Ce type d'activité s'avère encore plus bénéfique si l'ajout d'accent est favorisé. Autant sur le plan musical que sur le plan langagier, les accents consistent à mettre en relief certaines notes dans des séquences musicales ou des syllabes dans des mots. En ajoutant un accent à l'une des notes d'une formule musicale (préférablement au début ou à la fin, comme le montre l'exemple cidessous), l'enfant doit réaliser qu'une d'entre elles sera plus marquée que les autres. Il doit concentrer son attention sur l'endroit où cette note se situe pour pouvoir la jouer avec vigueur. En ce sens, l'identification d'accents musicaux correspond à l'identification de syllabes dans les mots et vise, par ricochet, des opérations mentales du même ordre. Le recours aux instruments de musique permet, en outre, de stimuler l'intelligence kinesthésique de l'enfant (Gardner, 1993) et de le sensibiliser autrement à l'organisation du langage écrit.

3. Nous entendons par ce terme la reproduction exacte du nombre de sons compris dans les séquences musicales.

Figure 6.1
Mot de trois syllabes

pan-ta-lon
>

Figure 6.2
Formule rythmique de trois sons

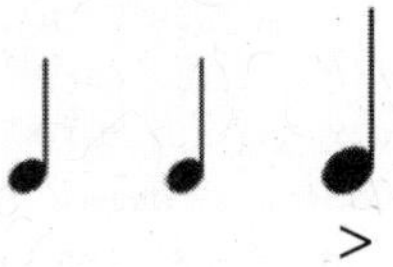

2.2. Pistes d'intervention favorisant la conscience de la rime

La plupart des enfants d'âge préscolaire prennent plaisir à jouer avec les mots, à écouter leurs consonances amusantes et à réaliser spontanément que certains mots « sonnent pareil ». Cependant, certains enfants ont besoin d'une attention particulière pour saisir cette notion. Diverses pistes d'intervention peuvent être proposées en services de garde éducatifs. Il est suggéré d'accentuer la rime en prolongeant généreusement les sons visés (pl**us** de j**us**). L'utilisation, dans un premier temps, de mots se terminant par une voyelle aide également à mettre en évidence la finale des mots (le son peut être davantage soutenu, donc plus facile à percevoir qu'une consonne). Ensuite, il est aussi recommandé de faire prononcer à l'enfant clairement les mots à écouter afin qu'il puisse bénéficier d'indices articulatoires et proprioceptifs, tels que sentir ses lèvres s'arrondir lors de la production du son /ch/. Enfin, l'emploi fréquent du mot « rime » par l'éducatrice dans ses échanges avec les enfants leur facilitera l'appropriation de ce terme abstrait : « Le ch**at** s'en v**a**, *ça rime !* ». Dans le même ordre d'idées, il est aussi souhaitable d'expliquer et de demander fréquemment aux enfants *pourquoi* ça rime et de proposer diverses stratégies : « Écoute bien les sons avec tes oreilles » ou « Entends-tu les sons pareils ? ».

Les activités musicales sont une autre façon d'exposer les enfants à la rime. L'écoute, et surtout l'interprétation fréquente de chansons enfantines, appuient cet apprentissage. Effectivement, les chansons pour enfants sont généralement constituées de phrases symétriques qui comportent un nombre égal de syllabes et qui se terminent par la même rime. Pour valoriser cet aspect, il est pertinent d'augmenter l'intensité de la voix sur la fin des mots qui se terminent de la même façon. L'éducatrice peut également reprendre une chanson enfantine à un rythme plus lent, en soutenant les mots avec une terminaison identique : « C'est le roi Dagob**ert**, qui a mis ses culottes à l'env**ers**, etc. ». En plus de ce type d'interventions communes, l'utilisation d'instruments mélodiques, comme le xylophone ou le piano, permet de travailler autrement la conscience de la rime par la différentiation de la finale de mélodies connues. Dans ses recherches, Zenatti (1967) a constaté que les enfants d'âge préscolaire deviennent particulièrement attentifs à la façon dont se terminent les chansons à la période où ils découvrent que certains mots cachent le même son à la fin. Dans cette optique, la réalisation d'une activité à partir de la première phrase musicale d'une mélodie connue comme *Frère Jacques* ou *Au clair de la lune* est tout à fait adaptée. Par exemple, si vous avez certaines connaissances en musique, vous pouvez interpréter la phrase choisie sur un instrument mélodique (piano, xylophone). La version originale est d'abord jouée en demandant aux enfants de l'écouter attentivement. Ensuite, suivra une deuxième version dans laquelle l'une des trois dernières notes pourra, ou non, être remplacée par une note étrangère (fausse note). Ce type d'intervention stimule la mémoire auditive en amenant rapidement l'enfant à comprendre ce qui se termine semblablement ou différemment.

2.3. Pistes d'intervention favorisant le traitement séquentiel

Les habiletés de traitement séquentiel sont des préalables indispensables à l'apprentissage de la lecture et de l'écriture (Stanké, 2001). La compréhension adéquate de concepts temporels (par exemple, avant, après, au début, au milieu, à la fin, premier, deuxième, troisième) amènera l'enfant à mieux traiter les unités sonores de la parole et à pouvoir les reproduire sur un plan visuospatial. La compréhension de la latéralité et la maîtrise de ces concepts séquentiels sur le plan visuospatial permettront ultérieurement à l'enfant de commencer à écrire de gauche à droite et de pouvoir « s'orienter » correctement dans l'espace graphique. Les histoires en séquences, à l'aide de différents tableaux imagés, sont une bonne façon d'initier les enfants au traitement séquentiel (placer les images en ordre) et à la latéralité (placer les images de gauche à droite, comme en lecture et en écriture). Ces histoires permettent de développer des liens temporels (en premier, après, ensuite, puis à la fin). Pour les enfants fréquentant les services de garde éducatifs, les histoires décomposées en trois ou quatre tableaux sont généralement appropriées.

Sur le plan musical, la compréhension des concepts temporels et de la latéralité peut aussi être approfondie afin d'unifier les connaissances de l'enfant. Il faut tout d'abord mentionner que la musique comporte, tout comme les mots, une dimension horizontale (écriture de gauche à droite)[4]. Par la chanson, la musique permet de relater une histoire dans un ordre précis, tout comme un livre. À cet égard, une des façons de développer la perception auditive des enfants est de les amener à ordonner des actions ou des objets à l'écoute d'une chanson. L'éducatrice peut choisir des images pour chaque action ou objet présenté dans une pièce musicale. Lorsque ces derniers sont nommés dans la chanson, l'enfant dépose l'image sur la table, en ordre, de gauche à droite, comme s'il écrivait une phrase. De plus, une fois complétée, cette séquence permet de visualiser et de mieux comprendre la structure, l'organisation et le thème de la chanson. L'enfant doit pouvoir lier ses expériences musicales à celles en littératie précoce. En optant pour une présentation semblable des informations, nous renforçons les liens conceptuels entre ces deux domaines.

CONCLUSION

En guise de conclusion, il est important de rappeler que l'apprentissage de la lecture et de l'écriture ne constitue pas une route sans embûche pour tous les enfants. À leur entrée à la maternelle, environ 12 % d'entre eux ont des retards du langage oral qui pourraient avoir des répercussions à court, moyen et long termes sur leur réussite scolaire (Beitchman *et al.*, 1986; Tomblin *et al.*, 1997). Diverses recherches menées auprès d'enfants d'âge préscolaire ont démontré que les activités en musique étaient une façon ludique d'éveiller à l'écrit, car elles permettent aux enfants de porter leur attention sur des éléments différents, mais tout aussi essentiels aux apprentissages de base sur le plan langagier (Bolduc, 2006; Register, 2001; Standley et Hughes, 1997). L'éducation musicale ne vise pas à remplacer les programmes existants, mais plutôt à offrir une approche complémentaire afin de rejoindre les jeunes apprenants pour qui les méthodes plus traditionnelles peuvent sembler ardues. Les pistes d'intervention que nous avons proposées dans ce chapitre ne sont que quelques idées puisées dans nos expériences sur le terrain et appuyées par les écrits scientifiques actuels. Elles ne constituent, selon nous, qu'une infime partie de tout ce que la musique peut apporter à l'enfant, en complément aux activités régulières de littératie précoce. D'ailleurs, nul n'a besoin d'être un musicien chevronné pour initier

4. La musique comprend aussi une dimension verticale (écriture superposée : lecture des accords), mais celle-ci n'est pas maîtrisée à la petite enfance (Flohr, 2003).

les enfants à la musique. Par des chansons et des activités musicales très simples, les éducatrices peuvent mettre à la disposition des jeunes apprenants une banque d'outils essentiels à l'appropriation du langage écrit dès la période préscolaire. Certes, le domaine de recherche sur les effets de l'apprentissage de la musique sur le développement des habiletés d'éveil à l'écrit est relativement nouveau, mais il propose d'ores et déjà des pistes concrètes d'intervention. À notre avis, le meilleur reste à venir.

RÉFÉRENCES

ANTHONY, J.L., C.J. LONIGAN, S.R. BURGESS, K. DRISCOLL, B.M PHILLIPS et B.G. CANTOR (2002). « Structure of preschool phonological sensitivity: Overlapping sensitivity to rhyme, words, syllables, and phonemes », *Journal of experimental child psychology, 82,* p. 65-92.

BEITCHMAN, J.H., R. NAIR, M. CLEGG, P.G. PATEL, B. FERGUSON, E. PRESSMAN et A. SMITH (1986). « Prevalence of speech and language disorders in 5-year-old kindergarten children in the Ottawa-Carleton region », *Journal of Speech and Hearing Disorders, 51*(2), p. 8-110.

BOLDUC, J. (2006). *Les effets d'un programme d'entraînement musical expérimental sur l'appropriation du langage écrit à la maternelle,* Québec, Université Laval. Thèse de doctorat inédite.

BRADLEY, L. et P.E. BRYANT (1983). « Categorizing sound and learning to read: A causal connection », *Nature, 301,* p. 419-421.

CHAUVEAU, G. (2000). *Comprendre l'enfant apprenti-lecteur: recherches actuelles en psychologie de l'écrit,* Paris, Retz.

DICKINSON, D.K. et S.B. NEUMAN (2005). *Handbook of early literacy research,* vol. 2, New York, Guilford Press.

DUMAURIER, E. (1990). *La perception dans le domaine sonore,* Issy-les-Moulineaux, Éditions et applications psychologiques.

FLOHR, J.W. (2003). *Musical lives of young children,* Upper Saddle River, Prentice Hall.

FOSTER, K.I. (1976). « Accessing the mental lexicon », dans R.J. Wales *et al.* (dir.), *Sentence Processing: Psycholinguistic Studies Presented to Merril Garret,* Hillsdale, Lawrence Erlbaum associates, p. 257-287.

FRANCÈS, R. (1981). *La perception,* 6e éd., Paris, Presses universitaires de France.

FRANCÈS, R. (1984). *La perception de la musique,* 2e éd., Paris, Librairie philosophique J. Vrin.

FRANCÈS, R. (1985). *Le développement perceptif,* 2e éd., Paris, Presses universitaires de France.

GARDNER, H. (1993). *Multiple Intelligence: The Theory in Practice,* New York, Basic Books.

GOANAC'H, D. et P. LAIGAUDERIE (2000). *Mémoire et fonctionnement cognitif: la mémoire de travail,* Paris, Armand Colin.

IMBERTY, M. (1995). « Développement linguistique et musical de l'enfant d'âge préscolaire et scolaire », dans I. Deliège *et al.* (dir.), *Naissance et développement du sens musical,* Paris, Presses universitaires de France, p. 233-249.

MAJERUS, S., M. VAN DER LINDEN et C. BELIN (2001). *Relation entre perception, mémoire de travail et mémoire à long terme,* Marseille, Éditions Solar.

MONTÉSINOS-GELET, I. et M.-F. MORIN (2006). *Les orthographes approchées : une démarche pour soutenir l'appropriation de l'écrit au préscolaire et au primaire* (en collaboration avec A. Charron), Montréal, Chenelière.

RADOCY, R. E. et J.D. BOYLE (2003). *Psychological foundation of music behavior,* 4e éd., Springfield, Charles C. Thomas.

REGISTER, D. (2001). « The effects of an early intervention music curriculum on prereading/writing », *Journal of music therapy, 38*(6), p. 239-248.

RIBIÈRE-RAVERLAT, J. (1997). *Développer les capacités d'écoute à l'école : écoute musicale, écoute des langues,* Paris, Presses universitaires de France.

SCHÖN, D., M. BOYER, S. MORENO, M. BESSON, I. PERETZ et R. KOLINSKY (2007). « Songs as an aid for language acquisition », *Cognition, 106*(2), p. 975-983.

SÉNÉCHAL, M., G. OUELLETTE et D. RODNEY (2007). « The misunderstood giant : On the predictive role of vocabulary to reading », dans S.B. Neuman *et al.* (dir.), *Handbook of Early Literacy,* New York, Guilford Press, *2,* p. 173-182.

SLOBODA, J.A. (1985). *L'esprit musicien : la psychologie cognitive de la musique,* Paris, Mardaga.

STANDLEY, J.M. et J.E. HUGHES (1997). « Evaluation of an early intervention music curriculum for enhancing prereading/writing skills », *Music Therapy Perspectives, 15,* p. 79-85.

STANKÉ, B. (2001). *L'apprenti lecteur : activités de conscience phonologique,* Montréal, Chenelière.

STORCH, S.A. et G.J. WHITEHURST (2002). « Oral language and code-related precursors of reading : Evidence from a longitudinal structural model », *Developmental Psychology, 38*(6), p. 934-945.

TARDIF, J. (1992). *Pour un enseignement stratégique. L'apport de la psychologie cognitive,* Montréal, Éditions Logique.

TOMBLIN, J.B., N.L. RECORDS, P. BUCKWALTER, X. ZHANG, E. SMITH et M. O'BRIEN (1997). « Equivalence of specific language impairment in kindergarten children », *Journal of Speech Language and Hearing Research, 40*(6), p. 1245-1260.

WILLEMS, E. (1977). *L'oreille musicale,* 4e éd., Fribourg, Pro Musica.

WILLEMS, E. (1987). *Les bases psychologiques de l'éducation musicale,* 4e éd., Fribourg, Pro Musica.

ZENATTI, A. (1967). *Perception et intelligence musicales chez l'enfant,* Québec et Paris, Université Paris X-Nanterre. Thèse de doctorat inédite.

CHAPITRE 7

Littératie familiale et stimulation du langage entre 0 et 24 mois

Les services de garde font-ils une différence[1] ?

Mélissa Tremblay, Nathalie Bigras et Sylviane Veillette
Université du Québec à Montréal

1. L'écriture de ce chapitre a été rendue possible grâce à une subvention de recherche du Conseil de recherches en sciences humaines du Canada (CRSH) et une bourse doctorale du FQRSC.

RÉSUMÉ

Ce chapitre présente une étude qui vise à décrire le type, la fréquence et la durée de certaines pratiques de stimulation langagière et de lecture réalisées à la maison par les parents lorsque les enfants sont âgés de 10, 15, 18 et 24 mois. L'étude veut également vérifier si ces pratiques se distinguent en fonction de l'expérience de garde de l'enfant. L'échantillon se compose de 152 enfants répartis en trois groupes selon leur expérience de garde. Le premier groupe est composé de 51 enfants fréquentant un centre de la petite enfance (CPE) en installation, le second est constitué de 35 enfants fréquentant un service de garde en milieu familial et le dernier groupe comprend 66 enfants demeurant à la maison avec un parent. Les parents des trois groupes d'enfants complètent un questionnaire qui porte sur les pratiques de stimulation du langage et de la littératie qui sont réalisées à la maison. Les résultats indiquent que les activités de stimulation liées aux habiletés langagières et de prélecture s'accroissent en fonction de l'âge de l'enfant. Aucune différence n'est notée selon le mode de garde des enfants. La discussion porte principalement sur les implications de ces résultats concernant le développement des habiletés langagières et de prélecture des enfants.

Les caractéristiques de l'environnement social associées au langage et aux habiletés de littératie[2] chez l'enfant ont fait l'objet de nombreuses études au cours des dernières années (Landry et Smith, 2006). Les recherches indiquent que les activités de lecture des enfants réalisées avec leurs parents sont associées à l'apprentissage du langage et au développement de la littératie (Lyytinen, Laakso et Poikkeus, 1998). Certaines activités réalisées à la maison avec les parents seraient particulièrement importantes pour développer les habiletés langagières et de littératie de l'enfant. L'initiation hâtive aux livres, la fréquence d'activités de lecture parent-enfant, le nombre de livres avec illustrations présents au domicile familial, l'intérêt de l'enfant à réaliser des activités de lecture de même que des jeux impliquant des livres, les visites de celui-ci à la bibliothèque et les habitudes de lecture de ses parents prédiraient une part importante de ses habiletés langagières ultérieures (Payne, Whitehurst et Angell, 1994).

Ces caractéristiques de l'environnement familial peuvent toutefois varier considérablement selon le statut socioéconomique des parents. En outre, lorsque les parents disposent de plus de ressources, ils sont à même de procurer à leurs enfants une plus grande variété de matériel de lecture (magazines, livres). Par ailleurs, lorsqu'ils sont plus scolarisés, les parents sont généralement eux-mêmes des lecteurs réguliers plus sensibilisés à l'importance de faire la lecture à leurs jeunes enfants. Ils s'engagent alors plus hâtivement et fréquemment dans de telles activités avec leurs enfants que les parents moins scolarisés (Landry et Smith, 2006).

La conscience phonologique[3] de l'enfant s'est également révélée l'un des meilleurs facteurs prédictifs de ses habiletés ultérieures en littératie (Snow, Burns et Griffin, 1998). En outre, l'utilisation de comptines enfantines par les parents serait associée au développement subséquent de la conscience phonologique (Anthony, Lonigan, Burgess, Phillips, Driscoll et Cantor, 2002; Bowey, 2002). L'écoute de chansons enfantines comportant des rimes et donnant à l'enfant l'occasion de jouer avec les sons pourrait aussi être associée aux mêmes résultats en stimulant l'intérêt de l'enfant pour ce type d'activités (voir le chapitre de Bolduc et Vachon à ce sujet).

---

2. Dans ce chapitre qui concerne principalement les activités réalisées avec des enfants en très bas âge (soit de 5 à 24 mois), nous référons davantage à la littératie émergente qui, à notre avis, peut commencer à se forger une place très tôt dans la vie de l'enfant au moyen d'activités liées au développement d'habiletés langagières et de prélecture, telles que l'écoute de chansons pour enfants et les activités de lecture partagées.
3. Selon Cunningham (1990), la conscience phonologique se définit comme l'habileté à considérer les mots du langage oral indépendamment de leur signification et à manipuler les sons qui les construisent.

1. SERVICES DE GARDE ET ACTIVITÉS DE LANGAGE ET DE LITTÉRATIE

En parallèle, comme le soulignent Bigras, Pomerleau, Malcuit et Blanchard (2008), plusieurs recherches démontrent que les enfants qui fréquentent des services de garde de qualité ont de meilleures performances langagières et cognitives, et une meilleure capacité à établir des relations harmonieuses avec leurs pairs et avec les adultes de leur entourage (NICHD, 2005; Vandell, 2004) que ceux qui n'en fréquentent pas (Montes, Hightower, Brugger et Moustafa, 2005). Marshall (2004) et Votruba-Drzal, Coley et Chase-Lansdale (2004) rapportent que les enfants ayant fréquenté un service de garde obtiennent des résultats supérieurs à des mesures de sociabilité, de compétences sociales, de langage, de persistance à la tâche, de confiance en soi et de résolution de problèmes. La question qui se pose alors est: Est-ce que les enfants qui fréquentent les services de garde développent un intérêt pour les activités de littératie?

Les enfants qui fréquentent un service de garde de qualité ont la possibilité d'expérimenter diverses activités stimulantes avec leur éducatrice, qu'il s'agisse de lectures, de chants ou de comptines. Dès leur première année de vie, ils ont accès à des livres adaptés à leurs besoins (carton rigide, plastique résistant) qu'ils peuvent explorer et manipuler à leur guise. Des périodes de lecture avec l'éducatrice se tiennent quotidiennement et suscitent l'intérêt de l'enfant parce qu'elles sont réalisées en contexte de proximité physique et adaptées aux intérêts et aux capacités cognitives des enfants (Dickinson, St. Pierre et Pettengill, 2004; Verreault, Pomerleau et Malcuit, 2005). Ces activités réalisées dans le contexte du service de garde peuvent susciter l'intérêt des enfants pour les livres et, de ce fait, les amener à solliciter davantage ce type d'activités auprès de leurs parents lorsqu'ils sont à la maison. Ces requêtes de l'enfant pourraient alors contribuer à encourager les parents à commencer à la maison ce type d'activités plus hâtivement dans la vie de leur enfant.

Par ailleurs, le plaisir partagé lors de ces activités parent-enfant pourrait aussi contribuer à augmenter leur fréquence et leur durée. En d'autres mots, la fréquentation d'un service de garde dès la première année de vie pourrait amener les enfants à davantage apprécier les activités de lecture, ce qui pourrait contribuer à en hausser le nombre, la fréquence et la durée avec leurs parents une fois de retour à la maison (Dickinson *et al.*, 2004). Cette possible influence des services de garde sur l'intérêt des enfants pour les activités de lecture pourrait avoir des implications importantes sur leur intérêt ultérieur pour la lecture. Tremblay, Bigras et Lemay (2008) ont d'ailleurs démontré que l'intérêt antérieur de l'enfant pour les livres, de même que la durée des moments de récitation de comptines à 10 mois, étaient associés à l'intérêt de l'enfant pour les livres à 18 mois. Ces résultats corroborent ceux de Lyytinen et de ses collègues (1998) qui suggèrent que les enfants exposés aux activités de lecture avant l'âge d'un an seraient plus intéressés aux livres à l'âge de deux ans et que ce sont ces derniers qui sont plus susceptibles de faire plus fréquemment des activités de lecture avec leurs parents. Cet intérêt pour les livres serait particulièrement déterminant puisque, comme le soulignent Laakso, Poikkeus, Eklund et Lyytinen (2004), l'intérêt de l'enfant entre 14 et 24 mois serait associé à ses compétences littéraciques ultérieures.

La présente étude, de nature exploratoire, vise à décrire le type, la fréquence et la durée des pratiques de lecture et de stimulation langagière adoptées par les parents à la maison au cours des deux premières années de vie de l'enfant. Elle cherche également à comparer ces pratiques de lecture et de stimulation langagière en fonction de l'utilisation de services de garde depuis la première année de vie, afin de vérifier si la fréquentation d'un service de garde peut stimuler les pratiques éducatives parentales et l'intérêt de l'enfant dans ce domaine.

2. MÉTHODE

La partie suivante présente les participants, les mesures, la procédure et les analyses statistiques de la présente recherche.

2.1. Participants

Ce sont 152 enfants et leurs parents qui participent à cette étude longitudinale. Ils sont répartis en trois groupes inégaux selon le mode de garde utilisé. Le premier groupe fréquente un CPE en installation ($n = 51$), le second groupe un service de garde en milieu familial ($n = 35$) et le troisième demeure à la maison avec un parent ($n = 66$). Le tableau 7.1 présente les caractéristiques des participants lors de leur entrée dans l'étude. Précisons que les mères du groupe 3 (maison) sont significativement moins scolarisées que les mères des groupes 1 et 2 (installation et milieu familial). Cette différence entre les groupes peut indiquer un biais de sélection dans l'échantillon à l'étude. Cette possibilité de biais n'est toutefois pas sans soulever l'hypothèse que les mères les plus scolarisées soient plus nombreuses, après la naissance d'un enfant, à retourner sur le marché du travail. En effet, il est possible que leur investissement personnel dans une formation spécialisée leur permettant d'exercer le métier qu'elles désirent ait contribué à leur décision de retourner au travail et de confier leur enfant à un service de garde.

Tableau 7.1
Caractéristiques des enfants de l'échantillon

	Modes de garde (n = 152)					
	1. Installation n = *51*[1]		*2. Milieu familial* n = *35*		*3. À la maison* n = *66*	
Variables	*M*	*ET*	*M*	*ET*	*M*	*ET*
Revenu familial à l'entrée	73 564,1	25 968,4	68 411,8	31 732,9	58 430,6	40 262,6
Scolarité de la mère (en années)	14,1*	2,6	14,3*	3,0	12,1*	3,1
Scolarité du père (en années)	13,6	2,5	13,6	3,2	13,0	2,7
Âge de la mère à la naissance de l'enfant	30,3	4,1	28,5	4,3	28,6	4,0
Âge du père à la naissance de l'enfant	32,5	5,4	31,1	4,3	30,7	5,2
	n	%	n	%	n	%
Revenu inférieur à 34 500 $/an	8	16*	5	14,3*	25	37,9*
Revenu supérieur à 34 500 $/an	42	84	30	85,7	41	61,1
Nombre de filles	24	47,1	17	48,6	34	51,5
Nombre de garçons	27	52,9	18	51,4	32	48,5

$*p < 0,05$.
[1] Pour la variable *Revenu,* une donnée est manquante dans le groupe Installation, ce qui porte le *n* total à 50 au lieu de 51.

Une deuxième différence entre les groupes est également présente dans l'échantillon. Les familles du groupe maison sont significativement plus nombreuses que celles des deux autres groupes à présenter un revenu inférieur à 34 500 $ par année, revenu correspondant au seuil de la pauvreté établi par Statistique Canada pour une famille de deux adultes et de deux enfants sur les territoires concernés. Cette deuxième différence n'est pas étrangère au fait que, pour la majorité des enfants dont l'un des deux parents demeure à la maison pour s'occuper d'eux, un seul salaire contribue au revenu de la famille.

2.2. Mesures

2.2.1. Questionnaire sur les loisirs et pratiques de littératie (Laboratoire d'étude du nourrisson [LEN], 2000)

Ce questionnaire, une adaptation du *Home Literacy Environment Questionnaire* (Sénéchal, LeFevre, Thomas et Daley, 1998; Foy et Mann, 2003), permet de recueillir l'âge de l'enfant lors de ses premières expériences d'initiation à différentes activités liées au langage et à la littératie (écoute de la télévision, écoute de chansons pour enfants et découverte de la lecture avec l'un des parents). Il permet également de recueillir des informations sur différentes pratiques mises en place par les parents pour permettre à leur enfant de bénéficier d'activités liées au développement du langage et de la littératie (présence et durée d'écoute de chansons pour enfants, fréquence et durée des périodes de récitation de comptines et des périodes de lecture partagée et fréquentation annuelle de la bibliothèque par le parent et l'enfant). Ce questionnaire fournit également différentes informations sur les pratiques de lecture des parents (nombre d'heures de lecture par semaine, intérêt pour la lecture) et sur la quantité de matériel de stimulation disponible à la maison (nombre de livres pour enfants, nombre de revues et de livres pour adultes). L'intérêt de l'enfant pour la lecture est également mesuré par ce questionnaire. La majorité des questions portant sur l'intérêt pour la lecture et sur la fréquence ou la durée des activités sont posées de façon à ce que le parent puisse indiquer sa réponse sur une échelle de type Likert. Toutefois, certaines questions, notamment celles qui concernent l'âge d'initiation aux différentes activités, la quantité de matériel, de même que le nombre d'heures d'écoute de chansons pour enfants par semaine, sont posées de façon ouverte et permettent au parent de répondre par une donnée chiffrée.

2.2.2. Questionnaire sociodémographique (Bigras, Pomerleau et Malcuit, 2008; Bigras, Pomerleau, Malcuit et Blanchard, 2008)

Ce questionnaire permet de recueillir des informations sur le statut sociodémographique des familles de l'échantillon. Il mesure entre autres le revenu, le niveau de scolarité des parents, la monoparentalité, l'âge des parents à la naissance de l'enfant et le nombre d'enfants dans la famille.

2.3. Procédure

Le recrutement des 152 participants s'est effectué entre 2004 et 2006 dans les régions de la Montérégie et de Montréal. Pour les enfants des groupes 1 et 2, les directrices de CPE et les responsables de bureaux coordonnateurs nous transmettent le nom des parents qui souhaitent participer à l'étude, dont les enfants répondent aux critères de sélection (voir les critères d'inclusion et d'exclusion à l'annexe). Pour le groupe 3, après approbation de la commission d'accès à l'information, nous obtenons des listes d'enfants étant nés entre les années 2004 et 2006 provenant de la Régie de l'assurance-maladie du Québec (RAMQ). Dans le but d'expliquer le projet, des lettres sont envoyées aux familles résidant dans les mêmes régions que les deux autres groupes. Nous contactons ensuite ces familles par téléphone afin de vérifier leur intérêt à participer au projet.

Lors du recrutement, soit lorsque les enfants sont âgés de 5 à 12 mois (X = 10,49 mois, ET = 1,99), les parents complètent le questionnaire sociodémographique. Ils le complètent également à 15, 18 et 24 mois lorsqu'il y a des changements dans leur situation familiale. Aux mêmes moments de mesure, ils répondent aussi au questionnaire portant sur les loisirs et pratiques de littératie à la maison. Tous ces questionnaires sont envoyés aux parents par courrier et nous les récupérons lors de visites évaluatives réalisées au domicile de l'enfant. Ces visites permettent de recueillir, pour un projet de recherche plus global, des informations sur le développement de l'enfant.

2.4. Analyses statistiques

Pour les variables *Âge d'initiation aux chansons pour enfants* et *Âge d'initiation à la lecture*, des analyses de variance univariées (*ANOVAs*) ont été effectuées afin de déterminer si l'âge auquel les enfants ont été initiés à ces deux activités était différent selon qu'ils fréquentaient un service de garde en installation, en milieu familial ou qu'ils demeuraient à la maison. Pour les autres variables (fréquence et durée des périodes de lecture adulte-enfant, intérêt de l'enfant pour les livres, nombre de livres pour enfants dans la maison et temps par semaine consacré à l'écoute de chansons pour enfants), des analyses de variance à mesures répétées (*MANOVAs*) ont été réalisées[4] afin de vérifier si des effets de temps, de groupe ou d'interaction temps par groupe étaient présents.

4. Afin de rencontrer les postulats paramétriques des *MANOVAs*, certaines analyses sont effectuées sur des données transformées.

3. RÉSULTATS

Cette section se divise en quatre parties. En premier lieu, nous abordons les résultats des mesures portant sur les âges d'initiation à l'écoute de chansons pour enfants et à la lecture. Par la suite, nous abordons la fréquence des périodes de lecture parent-enfant et le degré d'intérêt des enfants pour les livres. Nous poursuivons avec la quantité de livres pour enfants disponibles à la maison et terminons avec le temps consacré à l'écoute de chansons pour enfants et aux périodes de lecture partagée[5].

3.1. Âge d'initiation à l'écoute de chansons pour enfants et à la lecture

Le tableau 7.2 présente les moyennes et les écarts-types de l'âge d'initiation à l'écoute de chansons pour enfants et à la lecture. Les données descriptives indiquent que l'initiation aux chansons pour enfants a lieu entre les âges de 2,5 et 3,76 mois alors que l'initiation à la lecture survient généralement entre les âges de 4,5 et 5,3 mois. Les analyses de variance

Tableau 7.2

Âge d'initiation aux activités en fonction du mode de garde des enfants

	Modes de garde					
	1. Installation		*2. Milieu familial*		*3. À la maison*	
Âges d'initiation aux activités (en mois)	*M*	*ET*	*M*	*ET*	*M*	*ET*
Âge d'initiation à l'écoute de chansons pour enfants	3,72	4,53	2,50	3,64	3,76	4,56
Âge d'initiation à la lecture	4,7	2,8	4,5	2,7	5,3	3,2

5. Afin d'alléger le texte, nous présentons uniquement les variables qui concernent l'enfant (seul ou avec son parent) et qui ont un lien conceptuellement positif avec le développement du langage et de la littératie. Par ailleurs, parmi ces variables, nous présentons uniquement celles où une différence significative entre les temps de mesure ou entre les groupes d'enfants a été trouvée. Ainsi, pour les variables fréquentation de la bibliothèque et fréquence et durée des moments de récitation de comptines parent-enfant, aucune différence significative n'a été trouvée.

univariées effectuées pour chacune de ces deux variables ne sont pas significatives. Ces résultats indiquent qu'aucune différence entre les groupes n'est présente quant à l'âge auquel les enfants sont initiés à l'écoute de chansons pour enfants et à la lecture.

3.2. Fréquence des périodes de lecture parent-enfant et degré d'intérêt des enfants pour les livres

3.2.1. Fréquence des périodes de lecture parent-enfant

La figure 7.1 présente les proportions d'enfants bénéficiant de différentes fréquences de périodes de lecture parent-enfant. On y constate que les enfants de l'échantillon sont très peu nombreux à bénéficier de moins d'une période de lecture partagée par semaine, et ce, à tous les moments de mesure. Plus encore, le pourcentage d'enfants bénéficiant de moins de 3 périodes de lecture par semaine tend à diminuer avec l'avancement en âge, tandis que le pourcentage d'enfants bénéficiant de plus de 4 périodes de lecture partagée par semaine tend à augmenter.

Afin de déterminer si ces tendances sont significatives et si elles diffèrent selon les trois modes de garde des enfants, une *MANOVA* sur les facteurs groupes (3) et moments de mesure (4) de cette variable est effectuée (voir figure 7.2). Les résultats révèlent un effet «*temps*» significatif ($F(3,60) = 7,85$, $p < 0,05$) et des analyses *a posteriori* démontrent une tendance linéaire significative ($F(1,60) = 19,79$, $p < 0,05$). Ces résultats

Figure 7.1
Proportion d'enfants bénéficiant de différentes fréquences de périodes de lecture parent-enfant aux quatre temps de mesure

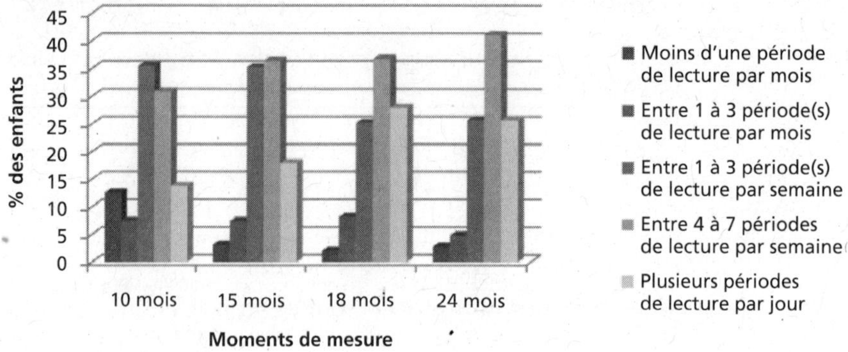

Figure 7.2
Fréquence des périodes de lecture partagée aux quatre temps de mesure selon le mode de garde

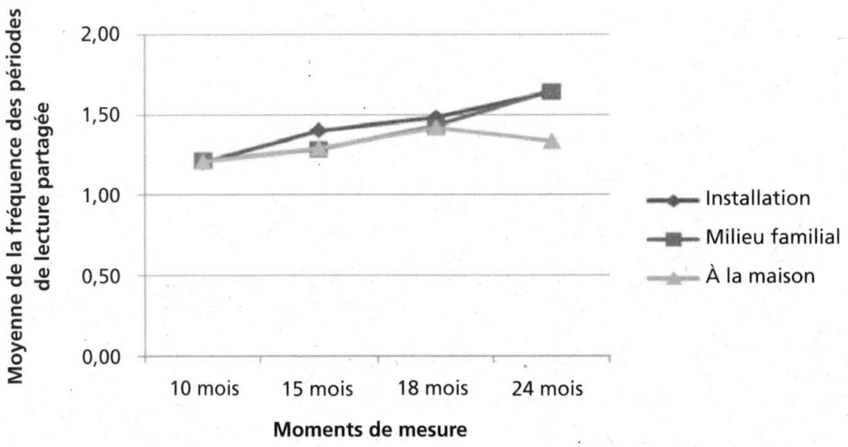

indiquent qu'à mesure que les enfants de notre échantillon avancent en âge, ils tendent à bénéficier d'un plus grand nombre de périodes de lecture partagée par semaine. Aucun effet groupe ni d'interaction temps par groupe n'est significatif pour cette variable.

3.2.2. *Intérêt de l'enfant pour les livres*

La figure 7.3 présente la répartition des enfants selon leur degré d'intérêt pour les livres. On y constate que plus les enfants avancent en âge, plus leur intérêt pour les livres semble fort.

Pour vérifier si cette tendance est significative, une *MANOVA* sur les facteurs groupes (3) et temps de mesure (4) de cette variable est effectuée (voir figure 7.4). La *MANOVA* révèle un effet temps significatif ($F(1{,}102) = 10{,}53$, $p < 0{,}05$), mais aucun effet groupe ni d'interaction temps par groupe. Des analyses *a posteriori* révèlent une tendance linéaire significative ($F(1{,}102) = 23{,}49$, $p < 0{,}05$) et indiquent que plus les enfants avancent en âge, plus leur intérêt pour les livres et la lecture se développe.

3.3. Nombre de livres pour enfants dans la maison

La figure 7.5 présente le nombre moyen de livres pour enfants disponibles dans la maison selon le mode de garde. La *MANOVA* effectuée sur les facteurs groupes (3) et moments de mesure (4) de cette variable,

Figure 7.3
Proportion des enfants selon leur degré d'intérêt pour les livres aux quatre temps de mesure

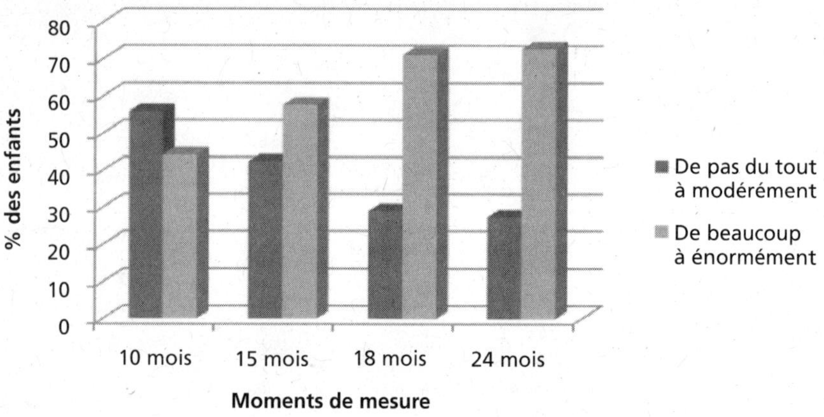

Figure 7.4
Intérêt de l'enfant pour la lecture aux quatre temps de mesure selon le mode de garde

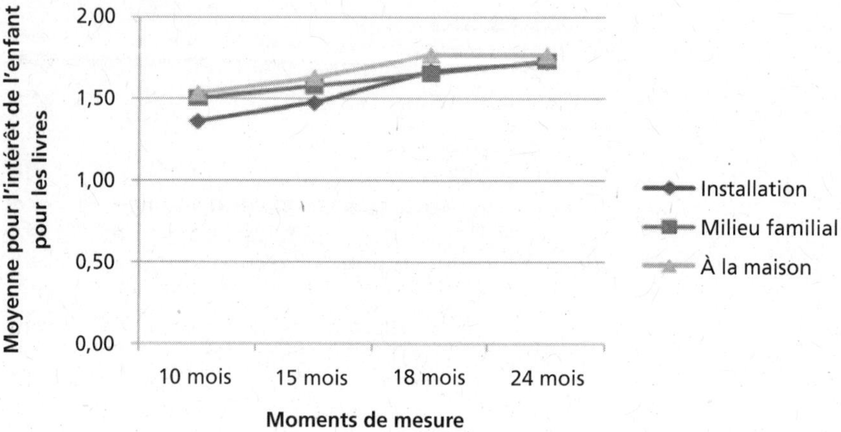

révèle un effet temps significatif ($F(1,87) = 18,92$, $p < 0,05$). Des analyses *a posteriori* montrent que cet effet temps s'avère linéaire ($F(1,87) = 40,22$, $p < 0,05$). Cette relation linéaire signifie que plus les enfants avancent en âge, plus ils tendent à posséder un nombre élevé de livres pour enfants. Aucun effet groupe ou d'interaction groupe par temps n'est noté pour cette variable.

Figure 7.5
Nombre moyen de livres pour enfants disponibles à la maison aux quatre temps de mesure, selon le mode de garde

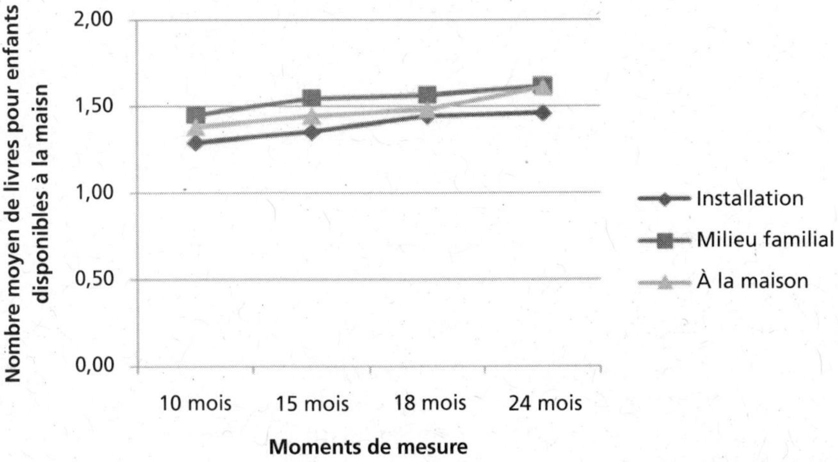

3.4. Durée des activités de stimulation

3.4.1. *Temps consacré à l'écoute de chansons pour enfants par semaine*

La figure 7.6 présente le temps moyen par semaine consacré à l'écoute de chansons pour enfants. Une *MANOVA* sur les facteurs groupes (3) et moments de mesure (4) de cette variable révèle un effet significatif du facteur temps ($F(1,88) = 7,08$, $p < 0,05$). Des analyses *a posteriori* confirment la tendance linéaire ($F(1,88) = 18,42$, $p < 0,05$) et indiquent qu'aux âges de 18 et de 24 mois, les enfants passent significativement plus de temps à écouter des chansons pour enfants qu'à 10 mois. Aucune différence significative entre les groupes ou d'interaction groupe par temps n'est noté pour cette variable.

Figure 7.6
Temps moyen par semaine consacré à l'écoute de chansons pour enfants aux quatre temps de mesure, selon le mode de garde

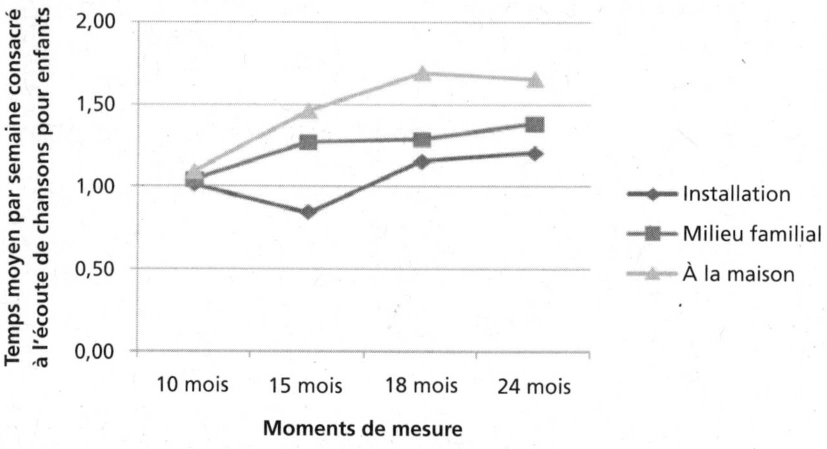

3.4.2. Durée des périodes de lecture parent-enfant

La figure 7.7 présente la durée moyenne des périodes de lecture partagée. La *MANOVA* sur les facteurs groupes (3) et temps de mesure (4) de cette variable indique un effet significatif du facteur temps ($F(3,102) = 17{,}09$, $p < 0{,}05$), mais aucun effet groupe ou d'interaction groupe par temps. Des analyses *a posteriori* révèlent une tendance linéaire significative ($F(3,102) = 40{,}52$, $p < 0{,}05$), de même qu'une légère tendance quadratique ($F(3,102) = 4{,}47$, $p < 0{,}05$). Lorsque les enfants sont âgés de 24 mois, la durée des périodes de lecture est significativement plus longue que lorsqu'ils sont âgés de 10, 15 et 18 mois. À 18 mois, cette durée est également plus étendue qu'à 10 mois.

4. DISCUSSION

Cette étude avait pour but de décrire l'évolution des activités offertes aux enfants par leurs parents, qui visent à stimuler le développement du langage et de la littératie émergente au cours des deux premières années de vie. Nos résultats indiquent que plus les enfants avancent en âge, plus ils sont nombreux à bénéficier de plus longues périodes

Figure 7.7
Durée des périodes de lecture parent-enfant aux quatre temps de mesure, selon le mode de garde

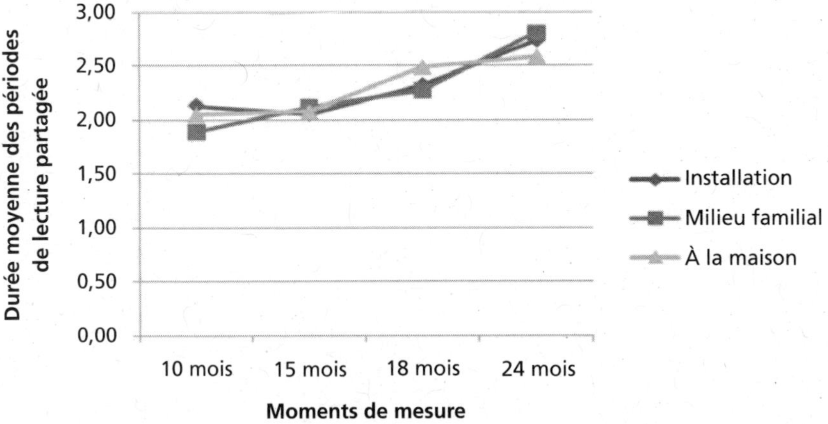

de lecture partagée avec un adulte, à s'intéresser davantage aux livres, à en posséder un plus grand nombre et à consacrer de plus en plus de temps à l'écoute de chansons pour enfants. Nos résultats concernant l'accroissement des activités éducatives à la maison pendant les deux premières années de vie de l'enfant vont dans le même sens que ceux de Seung-Hee (2006), qui suggèrent que les parents ont tendance à offrir une plus grande variété de matériel et d'activités de stimulation à leur enfant lorsqu'ils sont âgés de 5 ans que lorsqu'ils sont âgés de 3 ans. Plus encore, nos résultats indiquent que cet accroissement des activités de stimulation associées au développement langagier et aux habiletés de prélecture des enfants s'effectue bien avant l'âge de 3 ans. Par ailleurs, cette tendance pourrait être liée au développement de la capacité d'attention des enfants, de même qu'au développement de leur intérêt face à ces activités, qui on le sait, devient de plus en plus présent avec l'âge (Lyytinen *et al.*, 1998; Tremblay *et al.*, 2008).

Notre second objectif visait à comparer les trois groupes d'enfants (CPE en installation, service de garde en milieu familial et garde parentale) au plan des pratiques de stimulation des habiletés langagières et de littératie réalisées à la maison. Notre hypothèse initiale concernant cet objectif était que les enfants en services de garde demanderaient davantage à leurs parents de leur offrir ces pratiques lors de leur retour à la maison, en raison d'un intérêt accru suscité par leurs expériences positives avec l'éducatrice du service de garde. Les résultats de notre étude indiquent toutefois une absence de différence entre les groupes. De prime abord, il semble que les enfants fréquentant des services de garde ne demandent pas plus à leurs parents de leur raconter des histoires lorsqu'ils sont à la maison en fin de journée et le week-end que ceux qui demeurent à la maison avec un parent tous les jours de la semaine. Néanmoins, les résultats de notre étude indiquent que les enfants qui sont en service de garde bénéficient d'autant d'activités de langage et littératie que ceux qui demeurent à la maison. En effet, selon nos résultats, les enfants issus des services de garde passeraient autant de temps à réaliser des activités de littératie à la maison avec leurs parents que ceux qui demeurent à la maison à temps plein. Ce résultat constitue une bonne nouvelle pour les enfants issus des services de garde car on rapporte généralement qu'ils expérimentent moins d'interaction avec leurs parents que ceux demeurant à la maison à temps plein (Pronovost, 2007).

Cependant, dans un registre moins positif, ces résultats peuvent aussi signifier que les stimulations reçues par les enfants à la maison sont moindres. En effet, en émettant l'hypothèse que les enfants qui fréquentent des services de garde ont sans doute déjà accès à ces activités de langage et de littératie dans leur routine quotidienne au service de garde, les résultats de cette étude peuvent paraître inquiétants pour les enfants qui demeurent à la maison avec l'un de leurs parents. Ils pourraient signifier que ces enfants, malgré qu'ils passent la majeure partie de leur temps avec un parent, ne bénéficient pas d'autant d'activités de stimulation de leurs habiletés langagières et de littératie que ceux qui fréquentent un service de garde lorsqu'on considère à la fois les activités réalisées à la maison et celles réalisées au service de garde. D'autres études devront toutefois mettre en relation les activités réalisées dans ces deux milieux de vie afin de valider cette hypothèse.

Notre étude, bien qu'originale au plan de l'âge des enfants observés et de son schème longitudinal, comporte quelques limites. L'une d'elles concerne la non-représentativité de l'échantillon. En effet, un nombre important de familles vulnérables ont quitté l'étude à un moment ou à un autre, ce qui a sans doute entraîné un biais de sélection. Également, plusieurs données manquantes à au moins un des quatre moments de mesure limitent la portée de nos résultats. Enfin, nous n'avons pas tenu compte du statut sociodémographique des parents dans notre examen de l'évolution des pratiques de lecture et des activités de stimulation langagière. Les prochaines études devraient considérer ces éléments en raison du lien déjà observé entre les stimulations offertes aux enfants par leurs parents et le statut sociodémographique (Bianchi et Robinson, 1997; Landry et Smith, 2006).

CONCLUSION

Cette étude longitudinale démontre que les activités liées à la stimulation du langage et des habiletés en lecture offertes par les parents débutent aussi tôt que dans la première année de vie des enfants (entre 2,5 et 5,3 mois, selon le type d'activités) et qu'elles s'accroissent en durée et en fréquence à mesure que les enfants avancent en âge. Ces résultats sont particulièrement encourageants puisque ces activités sont associées à un développement cognitif supérieur. En effet, il a été démontré que l'intérêt de l'enfant pour les activités de lecture pendant ses 18 premiers mois de vie serait lié à son développement cognitif au même âge (Tremblay *et al.*, 2008). L'initiation hâtive aux activités de lecture, de même que la durée de ces périodes partagées avec un adulte, expliqueraient une part importante du développement cognitif de l'enfant (Bigras, Brunson, Tremblay, Japel et Lemay, en préparation). Toutefois, comme nos observations indiquent l'absence de différence entre les groupes, il nous apparaît particulièrement important d'inciter les parents à utiliser et surtout à accroître la fréquence et la durée de ces activités de stimulation le plus tôt et le plus régulièrement possible avec leurs enfants, particulièrement pour ceux qui ne fréquentent pas de service de garde. Tous pourraient alors bénéficier d'occasions de développement du langage et de la littératie de façon optimale.

ANNEXE

Critères d'inclusion et d'exclusion des enfants

Âge	Les enfants devaient être âgés entre 5 à 12 mois au moment de leur entrée dans l'étude.
Fréquentation d'un service de garde	Groupes 1 et 2: Les enfants fréquentant un service de garde devaient y être depuis 4 à 12 semaines, et ce, au moins 15 heures par semaine (5 h/jour pendant 3 jours). Ce service de garde pouvait être un CPE en installation ou un service de garde en milieu familial. Groupe 3: Les enfants demeurant à la maison avec l'un de leurs parents pouvaient fréquenter un service de garde, mais moins de 15 heures par semaine.
Santé au moment de la naissance	Les enfants devaient être nés à terme (plus de 37 semaines de gestation), avoir un résultat Apgar supérieur à 7 de même qu'un poids supérieur à 2 500 grammes.

RÉFÉRENCES

ANTHONY, J.L., C.J. LONIGAN, S.R. BURGESS, K. PHILLIPS, B.M. DRISCOLL et B.G. CANTOR (2002). « Structure of preschool phonological sensitivity : Overlapping sensitivity to rhymes, words, syllables and phonemes », *Journal of Experimental Child Psychology, 82,* p. 65-92.

BOWEY, J.A. (2002). « Reflections on onset-rime and phoneme sensitivity as predictors of beginning word reading », *Journal of Experimental Child Psychology, 82,* p. 29-40.

BIANCHI, S.M. et J. ROBINSON (1997). « What did you do today ? Children's use of time, family composition, and the acquisition of social capital », *Journal of Marriage and the Family, 59*(2), p. 332-344.

BIGRAS, N., L. BRUNSON, M. TREMBLAY, C. JAPEL et L. LEMAY (en préparation). « Infant cognitive development at 18 months for children attending daycare since their first year of life. A comparative study », 38 p. Sera soumis à la revue *Early Childhood Research Quaterly.*

BIGRAS, N., A. POMERLEAU et G. MALCUIT (2008). « Dimensions de l'environnement associées au développement de nourrissons qui fréquentent la garderie au cours de leur première année de vie », *Revue de recherche appliquée sur l'apprentissage, 2*(1), p. 1-22.

BIGRAS, N., A. POMERLEAU, G. MALCUIT et D. BLANCHARD (2008). « Le développement des enfants vivant dans des conditions de risques psychosociaux : les services de garde peuvent-ils faire une différence ? », *Revue de Psychoéducation, 37*(1), p. 1-26.

CUNNINGHAM, A.E. (1990). « Explicit versus implicit instruction in phonemic awareness », *Journal of Experimental Child Psychology, 50*(3), p. 429-444.

DICKINSON, D.K., R.B. ST. PIERRE et J. PETTENGILL (2004). « High-quality classroom : A key ingredient to family literacy programs' support for children's literacy », dans B. Wasik (dir.), *Handbook of family literacy,* Mahwah, Erlbaum, p. 137-154.

FOY, J.G. et V. MANN (2003). « Home literacy environment and phonological awareness in preschool children : Differential effects for rhyme and phoneme awareness », *Applied Psycholinguistics, 24*(1), p. 59-88.

LAAKSO, M.L., A.M. POIKKEUS, K. EKLUND et P. LYYTINEN (2004). « Interest in early shared reading : Its relation to later language and letter knowledge in children with and without risk for reading difficulties », *First Language, 24*(3), p. 323-345.

LABORATOIRE D'ÉTUDE DU NOURRISSON (2000). *Questionnaire sur les loisirs et activités de stimulation,* Montréal, Université du Québec à Montréal. Inédit.

LANDRY, S.H. et K.E. SMITH (2006). « The influence of parenting on emerging literacy skills », dans D.K. Dickinson et S. B. Neuman (dir.), *Handbook of Early Literacy Research,* vol. 2, New York, Guilford Academy Press, p. 135-148.

LYYTINEN, P., M.-L. LAAKSO et A.M. POIKKEUS (1998). « Parental contribution to child's early language and interest in books », *European Journal of Psychology of Education, 13*(3), p. 297-308.

MARSHALL, N.L. (2004). « The quality of early child care and children's development », *Current Directions in Psychological Science, 13*(4), p. 165-168.

MONTES, G., A.D. HIGHTOWER, L. BRUGGER et E. MOUSTAFA (2005). « Quality child care and socio-emotional risk factors : No evidence of diminishing returns for urban children », *Early Childhood Research Quarterly, 20*(3), p. 361-372.

NICHD EARLY CHILD CARE RESEARCH NETWORK (2005). « Duration and Developmental timing of poverty and children's cognitive and social development from birth through third grade », *Child Development, 76*(4), p. 795-810.

PAYNE, A.C., G.J. WHITEHURST et A.L. ANGELL (1994). « The role of home literacy environment in the development of language ability in preschool children from low-income families », *Early Childhood Research Quarterly. Special Issue : Head Start, 9*(3-4), p. 427-440.

PRONOVOST, G. (2007). « Le temps dans tous ses états : temps de travail, temps de loisir et temps pour la famille à l'aube du XXIe siècle », *Enjeux Publics IRPP, 8*(1).

SÉNÉCHAL, M., J.-A. LEFEVRE, E.M. THOMAS et K.E. DALEY (1998). « Differential effects of home literacy experiences on the development of oral and written language », *Reading Research Quarterly, 33*(1), p. 96-116.

SEUNG-HEE, S. (2006). *Getting Children Ready for Kindergarten : The Nature and Impact of Changes in the Home Learning Environment on the Growth of Early Literacy and Language Skills,* Ann Arbor, University of Michigan. Thèse de doctorat.

SNOW, C., M. BURNS et P. GRIFFIN (1998). *Preventing Reading Difficulties in Young Children,* Washington, National Academy Press.

TREMBLAY, M., N. BIGRAS et L. LEMAY (2008, février). *Initiation à la lecture dès la première année de vie et développement cognitif à 18 mois.* Affiche présentée dans le cadre du 30e congrès de la Société québécoise pour la recherche en psychologie, Trois-Rivières, Canada.

VANDELL, D.L. (2004). « Early child care : The known and the unknown », *Merrill-Palmer Quarterly. Special Issue : The Maturing of the Human Developmental Sciences : Appraising Past, Present, and Prospective Agendas, 50*(3), p. 387-414.

VERREAULT, M., A. POMERLEAU et G. MALCUIT. (2005). « Impact de programmes d'activités de lecture interactives sur le développement cognitif et langagier d'enfants âgés de 0 à 5 ans : les programmes ALI », *Éducation et francophonie, 23*(2), p. 182-206.

VOTRUBA-DRZAL, E., R.L. COLEY et P.L. CHASE-LANSDALE (2004). « Child care and low-income children's development : direct and moderated effects », *Child Development, 75*(1), p. 296-312.

CHAPITRE 8

La prévention des difficultés de lecture et d'écriture grâce à la lecture partagée

Pascal Lefebvre
Université d'Ottawa

RÉSUMÉ

L'ampleur des difficultés de lecture et d'écriture chez les enfants des milieux défavorisés est inquiétante. En comprenant mieux les principales causes de leurs difficultés, il devient évident que des activités préventives, telles que la lecture d'histoires peuvent faire une différence. Le présent chapitre présente tout d'abord l'état de la situation concernant les difficultés de lecture des enfants des milieux défavorisés et explore les causes de nature environnementale qui expliquent l'ampleur de leurs difficultés. Par la suite, une recension sommaire des écrits scientifiques issus des sciences cognitives et sociales dans le domaine de l'éveil à l'écrit est présentée afin de mieux cerner les éléments clés qui assurent l'efficacité des activités de prévention des difficultés de lecture et d'écriture chez les enfants. Une attention plus particulière est accordée aux préalables qui prédisent le mieux le succès en lecture et en écriture à l'école, ainsi qu'aux activités de lecture partagée et à l'interaction entre l'adulte et l'enfant lors du partage d'un livre d'histoires. Finalement, ce chapitre présente les principales stratégies qui peuvent être employées lors de la lecture partagée et dont l'efficacité est appuyée par des études scientifiques.

1. L'ÉTAT DES CONNAISSANCES CONCERNANT LES DIFFICULTÉS DE LECTURE ET D'ÉCRITURE CHEZ LES ENFANTS

Les habiletés en lecture et en écriture sont maintenant considérées comme des déterminants de la santé et du bien-être des individus (Rootman et Ronson, 2005). Ces habiletés influencent la scolarisation, les occasions d'emploi, le revenu ainsi que la participation active à la société. La lecture et l'écriture sont donc des aptitudes essentielles à développer chez les jeunes enfants. Cependant, bien que la majorité d'entre eux apprennent à lire et à écrire sans trop d'embûches, cet apprentissage est un défi que plusieurs enfants ne peuvent relever avec succès (Lonigan, 2006a).

Selon le plus récent rapport du *National Assessment of Education Progress* aux États-Unis (Perie, Grigg et Donahue, 2005), environ le tiers des enfants du primaire sont incapables de lire au niveau requis selon leur rang scolaire. Cette proportion atteint presque 50 % chez les enfants issus de familles défavorisées. Ces résultats révèlent donc des écarts alarmants entre les enfants issus de groupes socioéconomiques différents de la population américaine. Les résultats des enfants canadiens, quoique légèrement supérieurs à ceux des enfants américains, démontrent aussi un rendement plus faible des jeunes issus des milieux défavorisés (Willms, 2004).

Ces taux élevés de difficultés dans l'apprentissage de la lecture et de l'écriture contrastent de façon troublante avec la prévalence des troubles d'origine neurobiologique, tels que la dyslexie-dysorthographie développementale[1]. En effet, parmi tous ces enfants qui ne réussissent pas à lire et à écrire au niveau requis selon leur rang scolaire, seulement 2 à 15 % d'entre eux présenteraient une dyslexie-dysorthographie développementale (Catts et Kamhi, 2005). La plupart des enfants qui montrent des signes avant-coureurs de difficultés en lecture et écriture seraient capables de rattraper leur retard s'ils recevaient une intervention précoce efficace (Wasik et Slavin, 1993). Ainsi, seulement de 1,5 à 6 % des enfants ne pourraient pas récupérer leur retard à cause de leurs difficultés de nature neurobiologique (Torgesen, 2000 ; Torgesen, Wagner et Rashotte, 1997 ; Vellutino *et al.*, 1996), une proportion similaire à la prévalence de la dyslexie-dysorthographie développementale. Selon Clay (1987), Vellutino et Scanlon (2002) et Dickinson, McCabe et Clark-Chiarelli (2004), les difficultés en lecture et en écriture de la majorité des enfants

1. La dyslexie-dysorthographie développementale est un trouble de lecture et d'écriture chez l'enfant qui est caractérisé par des difficultés persistantes à identifier et à orthographier correctement, et de façon fluide, les mots écrits.

s'expliquent plutôt par des facteurs environnementaux présents dès leur petite enfance, lesquels peuvent être influencés par des interventions préventives.

2. LES CAUSES SOCIOENVIRONNEMENTALES DES DIFFICULTÉS DE LECTURE ET D'ÉCRITURE

On attribue généralement le faible rendement en lecture et en écriture observé chez les enfants issus de familles défavorisées à des facteurs éducatifs et sociaux (Dickinson *et al.*, 2004; Neuman, 2006; Vernon-Feagans *et al.*, 2003). Les facteurs éducatifs viennent contribuer à leur faible rendement en lecture et en écriture de deux façons (Foster, 2002). Premièrement, le faible revenu familial a un impact sur la capacité de la famille à investir dans les ressources reliées au développement de l'enfant, telles que des jeux, des livres et du matériel éducatifs. Neuman et Celano (2001) ont démontré qu'il y a de nettes différences dans la disponibilité des livres dans les magasins des quartiers de classes sociales différentes, ce qui en réduit encore plus l'accès pour les familles défavorisées. Deuxièmement, le faible revenu familial contraint les parents à se centrer sur la satisfaction des besoins de base quotidiens, réduisant ainsi la disponibilité qui leur permettrait d'offrir à leur enfant le temps de qualité nécessaire aux apprentissages.

Hart et Risley (1995) ont démontré l'existence d'écarts importants dans la quantité et la qualité de la stimulation linguistique offerte aux enfants de classes sociales différentes. Ce même écart entre les classes sociales a aussi été observé dans la qualité et la quantité des activités de lecture de livres d'histoires faite aux enfants (Raz et Bryant, 1990). Ainsi, à cause du manque d'exposition à du matériel et à des interactions en lien avec le langage oral et écrit dans la période préscolaire les enfants ne seraient pas en mesure de réaliser les apprentissages requis pendant leur période neurodéveloppementale optimale d'acquisition, soit la petite enfance (Locke, 1997). Cet appauvrissement des expériences de ces enfants entraînerait alors des habiletés langagières et d'éveil à l'écrit limitées, qui deviendraient progressivement des déficits permanents (Storch et Whitehurst, 2001). Le rôle qu'on attribue aux facteurs éducatifs dans le faible rendement en lecture et en écriture chez les enfants issus de familles défavorisées rejoint la perspective des sciences cognitives qui expliquent les différences entre les individus de divers groupes sociaux par la fréquence et la nature distinctes des expériences particulières à chacun des groupes (Stone, 2004).

De leur côté, les tenants de la perspective socioculturelle expliquent les variations des individus de groupes différents par les habitudes distinctes de chacune des communautés de pratique (Stone, 2004). Ainsi, les enfants issus de milieux défavorisés auraient peu accès à des modèles de pratiques reliées à l'écrit dans leur communauté. Selon la perspective socioculturelle, ce sont donc des facteurs sociaux qui expliqueraient le faible rendement en lecture et en écriture chez les enfants issus des milieux défavorisés. Cette perspective fait appel au concept de choc culturel vécu par ces enfants lors de leur entrée à l'école (Ogbu, 1982). En fait, les institutions sociales, et principalement l'école, adopteraient des pratiques relatives à l'écrit très différentes de celles qui sont présentes dans les familles en milieux défavorisés. Face à un tel écart, les enfants issus des familles défavorisées se retrouveraient déjà en position d'échec, dès le début de leurs apprentissages (Juel, Griffith et Gough, 1986).

Heureusement, ce ne sont pas tous les enfants issus des milieux défavorisés qui éprouvent des difficultés à apprendre à lire et à écrire. Les enfants ont des mécanismes de résilience qui leur permettent de compenser leurs manques et de profiter des occasions d'apprentissage qui leur sont offertes par d'autres personnes, notamment leur éducatrice en services de garde éducatifs (Sameroff *et al.*, 1987). En fait, c'est l'accumulation de facteurs de risque qui amène l'enfant à éprouver des difficultés en lecture et en écriture.

3. LA PRÉVENTION DES DIFFICULTÉS DE LECTURE ET D'ÉCRITURE

Il est clair que les années de vie avant l'entrée à l'école représentent une période de temps unique où des actions auprès des enfants pourraient faire une différence dans leur réussite scolaire, et plus particulièrement dans leur acquisition de la lecture et de l'écriture. Dickinson *et al.* (2004) soulignent l'importance d'adopter une approche préventive en lecture et écriture, surtout auprès des jeunes enfants qui ont vécu des expériences linguistiques et éducatives limitées. La prévention des difficultés de lecture et d'écriture serait plus efficace et rentable que la rééducation plus tardive auprès des enfants qui présentent déjà des difficultés de lecture et d'écriture (Good, Simmons et Smith, 1998; Lonigan, 2006a; Torgesen, 2000). De plus, des évidences scientifiques signalent qu'il est possible d'identifier les enfants à risque de présenter des difficultés en lecture et en écriture avant l'entrée en maternelle et que ces difficultés peuvent être prévenues. En effet, le rapport américain *Preventing Reading Difficulties in Young Children* (Snow, Burns et Griffin, 1998) qui présente ces évidences scientifiques fait appel à la collaboration entre tous les acteurs en petite enfance, incluant les services de garde éducatifs, afin de mettre en place des mesures préventives efficaces.

Ces mesures efficaces passent notamment par la promotion des préalables à la lecture et à l'écriture chez les jeunes enfants avant leur entrée à l'école.

4. LES PRÉALABLES À LA LECTURE ET À L'ÉCRITURE

L'enfant amorce son apprentissage de la lecture et de l'écriture dès la naissance, grâce aux expériences et aux interactions avec les adultes en lien avec l'écrit (Sulzby et Teale, 1996). On désigne cette période développementale comme celle de l'éveil à l'écrit (*emergent literacy*), où l'enfant acquiert des habiletés préalables avant l'instruction formelle de l'écrit donnée à l'école. Ces préalables se divisent en deux groupes : les habiletés d'éveil à l'écrit et les habiletés langagières (Justice et Ezell, 2001). La figure 8.1 illustre les deux groupes d'habiletés préalables à la lecture et à l'écriture.

Figure 8.1
Préalables développementaux de la lecture et de l'écriture

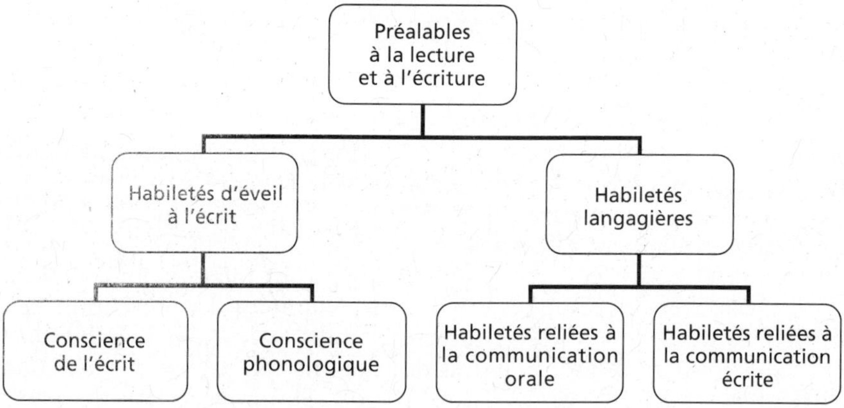

Tiré de Lefebvre (2007).

Le premier groupe de préalables amène progressivement les enfants à extraire des informations à partir du code écrit afin de transcoder les symboles écrits en sons du langage et vice-versa (en anglais, *inside-out skills*) (Whitehurst et Lonigan, 2003). Ces préalables incluent la conscience de l'écrit et la conscience phonologique. La conscience de l'écrit réfère aux fonctions, à la forme et aux conventions de l'écrit, incluant la connaissance alphabétique (Justice et Ezell, 2001). La conscience phonologique réfère à l'habileté à détecter ou manipuler les structures sonores du langage oral, telles que la syllabe, la rime et le phonème (Wagner et Torgesen, 1987).

Le deuxième groupe de préalables au développement de la lecture et de l'écriture est représenté par les habiletés langagières. Ces habiletés fournissent des sources d'information hors du texte écrit, soutenant ainsi la compréhension et la production de textes (en anglais, *outside-in skills*) (Whitehurst et Lonigan, 2003). Les habiletés langagières se classent en deux groupes : celles qui remplissent des fonctions propres soit à la communication orale, soit à la communication écrite (Purcell-Gates, 2001). Le premier groupe d'habiletés entre en jeu en présence physique de son interlocuteur. Ce contexte fait appel à des habiletés langagières réceptives et expressives qui permettent la communication orale fonctionnelle. Le deuxième groupe d'habiletés est interpelé en l'absence physique de son interlocuteur, comme c'est le cas à l'écrit. Cette situation entraîne un registre langagier plus explicite et décontextualisé. On réfère donc à la façon dont *parlent* les livres, c'est-à-dire avec un vocabulaire plus sophistiqué et des phrases plus complexes.

Le *National Early Literacy Panel* (2007) aux États-Unis et Hammill (2004) ont réalisé des méta-analyses d'études s'étant penchées sur les préalables qui prédisaient le mieux la réussite en lecture et en écriture à l'école. Les indicateurs de réussite les plus puissants étaient : la conscience de l'écrit, plus précisément la connaissance alphabétique, la conscience phonologique et les habiletés langagières. En fait, la conscience phonologique et la conscience de l'écrit favorisent l'apprentissage de l'identification de mots et de l'orthographe, les composantes de la lecture et de l'écriture qui se développent surtout dans les premières années du primaire (Lonigan, 2006b). Ce sont les habiletés langagières qui facilitent le développement de la compréhension et de la production, d'autres composantes de la lecture et de l'écriture qui se développent surtout à partir de la deuxième moitié du primaire (van Kleeck, 2006).

5. LA PROMOTION DES HABILETÉS DE LANGAGE ET D'ÉVEIL À L'ÉCRIT

Parmi les approches visant à prévenir les difficultés de lecture et d'écriture, les activités d'entraînement à la conscience phonologique ont pris une grande place dans les pratiques des intervenants travaillant auprès des enfants, car elles sont basées sur des données scientifiques solides (Gillon, 2004). De nombreuses études ainsi que des méta-analyses de ces études ont démontré l'efficacité de ce type d'activités pour améliorer les performances en lecture et en écriture, y compris avec les enfants issus des milieux défavorisés (Blachman *et al.*, 1994; Bradley et Bryant, 1983; Bus et van IJzendoorn, 1999; Ehri *et al.*, 2001; Torgesen *et al.*, 1999).

Les programmes d'entraînement à la conscience phonologique qui ont été étudiés s'inscrivent davantage dans la tradition des sciences cognitives, car leurs activités sont en très grande majorité dirigées par un adulte qui offre un enseignement explicite et structuré, ainsi que de la pratique pour consolider les apprentissages. En effet, une approche directe et explicite serait plus efficace pour améliorer la conscience phonologique qu'une approche indirecte, plus implicite (Ayres, 1995).

Les approches privilégiées par les sciences sociales proposent des interventions visant davantage à changer les pratiques éducatives dans le milieu de vie de l'enfant plutôt que de viser des habiletés isolées. Les activités de promotion des habiletés langagières et d'éveil à l'écrit doivent aussi se dérouler dans le cadre d'interactions naturelles, centrées sur l'enfant et qui ont un sens pour lui, afin de renforcer la valeur sociale de ces activités et l'intérêt qu'y porte l'enfant (Watkins et Bunce, 1996). En effet, en plus de stimuler des habiletés précises qui sont d'une importance critique pour l'apprentissage de la lecture et de l'écriture, les pratiques préventives doivent aussi promouvoir une vision positive par rapport à l'écrit en démontrant à l'enfant l'aspect fonctionnel de l'écrit dans sa communauté (Kaderavek et Justice, 2002).

La lecture partagée, c'est-à-dire l'interaction entre un adulte et des enfants lorsqu'ils partagent un livre d'histoires (Ezell et Justice, 2005), est la pratique préventive la plus étudiée qui s'inscrit davantage dans la tradition socioculturelle. En effet, cette pratique est déjà présente dans les activités quotidiennes de nombreuses familles et milieux de garde éducatifs. Une méta-analyse menée par Bus, van IJzendoorn et Pellegrini (1995) et une recension systématique des écrits menée par Scarborough et Dobrich (1994) ont démontré que la lecture partagée peut contribuer efficacement à la prévention des difficultés de lecture et d'écriture. L'efficacité de la lecture partagée pour faciliter le développement des habiletés de langage et d'éveil à l'écrit a aussi été démontrée auprès des enfants issus des milieux défavorisés (Aram, 2006; Huebner, 2000a, 2000b; Justice et Ezell, 2002; Lonigan et Whitehurst, 1998; Morgan et Goldstein, 2004; Whitehurst *et al.*, 1994; Wasik, Bond et Hindman, 2006). En fait, les études sur la lecture partagée ont démontré un impact sur les habiletés langagières, telles que le vocabulaire (Penno, Wilkinson et Moore, 2000; Sénéchal et Cornell, 1993), la complexité des phrases

(Arnold et Whitehurst, 1994; Lonigan *et al.*, 1999) et les habiletés langagières davantage reliées à la communication écrite (van Kleeck *et al.*, 1997). En ce qui concerne les habiletés d'éveil à l'écrit, les études sur la lecture partagée ont surtout démontré un impact sur la conscience de l'écrit, incluant la connaissance alphabétique (Justice et Ezell, 2002, 2004; Lovelace et Stewart, 2007; van Bysterveldt, Gillon et Moran, 2006; van Kleeck, 1998). Même si la conscience phonologique est reconnue comme l'une des cibles les plus efficaces pour faciliter l'apprentissage de la lecture et de l'écriture, peu d'études se sont penchées sur l'impact de la lecture partagée sur la conscience phonologique (Stadler et McEvoy, 2003). Pourtant, la lecture partagée offre un contexte holistique en lien avec l'écrit permettant la généralisation des habiletés de conscience phonologique (Hoffman, 1997; Richgels, Poremba et McGee, 1996). Les quelques études publiées qui ont été menées pour vérifier l'efficacité de la lecture partagée pour favoriser le développement de la conscience phonologique chez les enfants rapportent une amélioration d'une partie des habiletés des participants dans ce domaine (Justice *et al.*, 2005; Ukrainetz *et al.*, 2000).

Une approche exploitant à la fois les enseignements explicites, comme dans les programmes de conscience phonologique proposés par les sciences cognitives, intégrés dans des contextes significatifs et des pratiques sociales existantes, comme lors de la lecture partagée encouragée par les sciences sociales, permettrait d'assurer une meilleure efficacité des pratiques préventives (Justice et Kaderavek, 2004; Kaderavek et Justice, 2004). Cependant, la faisabilité de l'implantation des programmes de conscience phonologique de la tradition des sciences cognitives dans les pratiques des parents et des intervenants en petite enfance est loin d'être assurée, car la grande majorité des études portant sur l'entraînement à la conscience phonologique ont été réalisées en contexte expérimental contrôlé, hors des contraintes familiales et des milieux de garde éducatifs (Troia, 1999).

Il est généralement recommandé que les activités préventives ciblent simultanément les habiletés langagières, de conscience de l'écrit et de conscience phonologique (Justice et Pullen, 2003). Plusieurs raisons soutiennent cette recommandation. Tout d'abord, les habiletés langagières, de conscience de l'écrit et de conscience phonologique tendent à se développer de façon modulaire, c'est-à-dire que le développement de l'une de ces habiletés n'entraîne pas nécessairement le développement d'une autre de ces habiletés (Lonigan, 2006b). Pourtant, il est nécessaire de stimuler toutes ces habiletés étant donné que les deux groupes de préalables ne ciblent pas les mêmes composantes de la lecture et de l'écriture; les habiletés langagières facilitent la compréhension et la production de textes, tandis que les habiletés d'éveil à l'écrit facilitent l'identification de mots et l'orthographe (Snowling,

2005). Ensuite, les activités qui visent la conscience phonologique doivent intégrer l'enseignement explicite des liens entre les sons du langage et les lettres de l'alphabet pour s'avérer plus efficaces (Bus et van IJzendoorn, 1999; Ehri *et al.*, 2001). Il est donc primordial de cibler la conscience de l'écrit, qui inclut la connaissance alphabétique, pour maximiser l'efficacité des activités préventives. De plus, une étude menée par Ayres (1995) a aussi démontré que les entraînements à la conscience phonologique étaient plus efficaces lorsqu'ils étaient précédés d'activités visant les habiletés langagières. Il semble même que le développement du vocabulaire faciliterait le développement des habiletés de conscience phonologique (Fowler, 1991; Lonigan, 2003; Metsala et Walley, 1998). En somme, les habiletés de langage, de conscience de l'écrit et de conscience phonologique doivent être ciblées de façon simultanée pour maximiser l'efficacité des activités de prévention des difficultés de lecture et d'écriture.

6. L'ENRICHISSEMENT DES CONTEXTES DE LECTURE PARTAGÉE POUR STIMULER LES PRÉALABLES LANGAGIERS DE LA LECTURE ET DE L'ÉCRITURE

La lecture partagée offre un contexte en lien avec l'écrit qui est pertinent pour l'enfant et qui se prête parfaitement à l'intégration des enseignements explicites des habiletés de langage, de conscience de l'écrit et de conscience phonologique. Ezell et Justice (2005), Williams (2006), ainsi que Justice, Vukelich et Teale (2007) ont décrit une panoplie de stratégies visant de façon explicite à la fois les habiletés de langage, de conscience de l'écrit et de conscience phonologique dans des activités de lecture partagée. Entre autres, ces études recommandent de commenter de façon explicite des mots de vocabulaire, des conventions du code écrit et des caractéristiques sonores des mots avant, pendant et après la lecture d'histoires. Leurs recommandations reposent majoritairement sur des travaux au sujet de la lecture dialogique (en anglais *dialogic reading*) (Whitehurst *et al.*, 1988), l'exposition répétée au vocabulaire (en anglais *repeated exposure*) et l'élaboration du sens (en anglais *elaboration of meaning*) (Elley, 1989; Sénéchal, 1997; Penno *et al.* 2000; Robbins et Ehri, 1994), la référence explicite à l'écrit (en anglais *print referencing*) (Justice et Ezell, 2004) et la discussion explicite des sons (en anglais *sound-talk strategy*) (Ukrainetz McFadden, 1998).

La lecture dialogique (Whitehurst *et al.*, 1988) encourage l'adulte à s'engager avec l'enfant dans une interaction positive orientée vers l'écrit. L'adulte incite donc l'enfant à participer activement à la lecture de l'histoire en utilisant des stratégies, telles que poser des questions ouvertes, poursuivre et détailler une interaction verbale en lien avec l'histoire qui a été initiée par l'enfant ou reformuler les dires de l'enfant. Ces interactions verbales favorisent le développement langagier des enfants (Arnold et Whitehusrt, 1994; Lonigan *et al.*, 1999). Lorsque ces échanges verbaux incitent l'enfant à réfléchir au-delà du contenu du livre d'histoire en l'amenant à faire des prédictions, à donner des explications, à inférer des informations non explicitées ou à résoudre un problème, la lecture dialogique améliore les habiletés langagières reliées à la communication écrite (van Kleeck *et al.*, 1997). Ces habiletés se traduisent par la capacité de parler d'éléments qui ne sont pas présents dans le contexte immédiat, ce qui nécessite des phrases plus élaborées et un vocabulaire plus explicite.

Les études qui se sont penchées sur le développement du vocabulaire par la lecture partagée (par exemple, Elley, 1989; Hindson *et al.*, 2005; Justice, Meier et Walpole, 2005; Penno, Wilkinson et Moore, 2002; Robbins et Ehri, 1994; Sénéchal, 1997; Wasik et Bond, 2001) arrivent à la conclusion que l'exposition répétée au vocabulaire ainsi que l'élaboration du sens sont des catalyseurs puissants de l'apprentissage des enfants. Ainsi, les enfants apprennent plus facilement des nouveaux mots lorsqu'ils y sont exposés plus d'une fois. Il est donc avantageux d'utiliser le même livre d'histoires de façon répétitive avec les enfants lors des activités de lecture partagée. De plus, les gains en vocabulaire sont plus robustes lorsque l'adulte élabore le sens des nouveaux mots en utilisant des stratégies, telles que donner une définition ou un synonyme, mimer le nouveau concept, montrer un objet ou une image correspondant au nouveau mot et utiliser le mot dans d'autres phrases et d'autres contextes.

Les stratégies de référence explicite à l'écrit (Justice et Ezell, 2004) attirent l'attention de l'enfant sur les fonctions, les conventions et les formes du code écrit. L'adulte peut utiliser des indices non verbaux comme suivre le texte avec son doigt lorsqu'il lit, pointer le lieu où l'on commence la lecture, ou entourer les mots d'un titre. Il peut aussi utiliser des commentaires verbaux qui expliquent des caractéristiques du code écrit comme la différence entre les lettres minuscules et majuscules, le fait que les symboles écrits transportent du sens, ou le nom des lettres de l'alphabet. Ces stratégies s'intègrent facilement avant, pendant et après une activité de lecture partagée. Les stratégies de référence explicite à l'écrit sont reconnues efficaces pour développer la conscience de l'écrit (Justice et Ezell, 2001, 2004; Lovelace et Stewart, 2007; van Bysterveldt, Gillon et Moran, 2006).

La discussion explicite des sons (Ukrainetz McFadden, 1998) est une stratégie qui vise le développement de la conscience phonologique. Pour ce faire, l'adulte interrompt l'activité de lecture partagée pour discuter de façon explicite et poser des questions sur les structures sonores des mots comme les rimes, les syllabes et les sons. Les quelques études empiriques qui ont été menées pour vérifier l'efficacité de cette stratégie tendent à démontrer des effets bénéfiques sur le développement de certaines habiletés de conscience phonologique, telles que la détection et la production de rimes (Justice *et al.*, 2005, Ukrainetz *et al.*, 2000).

Dans le cadre d'une étude portant sur l'utilisation du contexte de lecture partagée pour développer le vocabulaire, la conscience de l'écrit et la conscience phonologique des enfants à risque, Lefebvre, Trudeau et Sutton (soumis) ont créé la stratégie des pseudo-mots cachés. Cette stratégie consiste essentiellement à inciter les enfants à être attentifs afin de découvrir des mots inventés qui sont insérés oralement dans la narration de l'histoire. Les enfants doivent donc lever la main lorsqu'ils entendent l'adulte prononcer un pseudo-mot pendant l'activité de lecture partagée. Lorsqu'un enfant identifie correctement le pseudo-mot, l'adulte écrit ce mot devant les enfants en insistant sur l'importance d'écouter les sons des mots pour pouvoir les écrire. Ensuite, une tâche de conscience phonologique est amorcée et expliquée aux enfants. Par exemple, l'adulte sépare le pseudo-mot en deux syllabes (segmentation syllabique d'un mot à deux syllabes) en déchirant en deux morceaux le papier sur lequel le mot est écrit. L'utilisation de pseudo-mots permet à l'enfant de se concentrer plus facilement sur la structure sonore du mot, car aucune image sémantique rattachée à ce mot n'interfère avec la tâche de conscience phonologique à accomplir (van Kleeck, 1995). De plus, cette technique a l'avantage de maintenir plus longtemps l'attention des enfants. Elle permet aussi d'identifier le vocabulaire que les enfants ne connaissent pas, car ces derniers lèvent la main lorsqu'ils entendent un mot qui leur est inconnu, croyant qu'il s'agit d'un pseudo-mot. Ainsi, le sens de ce mot inconnu peut être par la suite élaboré grâce aux stratégies de développement du vocabulaire citées plus haut.

Cette panoplie de stratégies peut être introduite dans une même activité de lecture partagée déjà existante dans les milieux de garde des enfants et ainsi contribuer plus efficacement à la prévention des difficultés en lecture et en écriture. Les résultats d'une étude ont démontré l'efficacité de l'intégration simultanée de stratégies visant le langage, la conscience de l'écrit et la conscience phonologique dans des contextes de lecture partagée pour accélérer le développement des préalables à la lecture et à l'écriture (Lefebvre, Trudeau et Sutton, soumis). Cette étude s'est déroulée dans des centres de la petite enfance de la ville de Québec auprès d'enfants âgés de quatre à cinq ans, issus de milieux défavorisés. À la fin des 10 semaines d'intervention de lecture partagée quotidienne, les enfants des milieux défavorisés présentaient des résultats supérieurs à ceux des enfants issus de milieux plus aisés qui n'avaient pas reçu cette intervention, aux épreuves de vocabulaire, de conscience de l'écrit et de conscience phonologique. Ces résultats soutiennent donc la contribution potentielle des activités de lecture partagée enrichies de techniques visant explicitement le langage, la conscience de l'écrit et la conscience phonologique afin de réduire l'écart entre les enfants de classes socioéconomiques différentes dans leurs habiletés langagières et d'éveil à l'écrit.

CONCLUSION : VERS UNE PRATIQUE PRÉVENTIVE FONDÉE SUR LES FAITS SCIENTIFIQUES

Afin d'offrir le maximum de chances aux enfants issus des milieux défavorisés qui sont plus à risque d'éprouver des difficultés de lecture et d'écriture à l'école, les intervenants en petite enfance se doivent d'assurer l'efficacité de leurs interventions en mettant à profit les connaissances disponibles dans les écrits scientifiques. Les sciences cognitives ont généré des informations pertinentes sur les habiletés langagières et d'éveil à l'écrit, qui sont les meilleures candidates à cibler pour prévenir les difficultés de lecture et d'écriture. Néanmoins, l'amélioration d'habiletés précises ne se traduit pas toujours en impacts observables dans les activités quotidiennes de l'enfant. C'est justement ici que la perspective des sciences sociales entre en jeu en permettant la « contextualisation » ou la « socialisation » du savoir issu des sciences cognitives dans des contextes éducatifs réels comme la lecture partagée (Nowotny, Scott et Gibbons, 2002). Les sciences sociales permettent par le fait même de jeter des ponts entre les connaissances théoriques et la pratique. Sfard (1998) souligne que le chevauchement des deux perspectives apporte une dichotomie intéressante qui permet de demeurer alerte face aux limites de chacune des perspectives. En tenant compte à la fois de la perspective des sciences cognitives et de celle des sciences sociales, il ne fait aucun doute que la prévention des difficultés de lecture et d'écriture doit à la fois cibler les habiletés des enfants ainsi que les pratiques sociales de leur environnement en lien avec ces habiletés. Ces deux aspects demeurent primordiaux dans le soutien des pratiques fondées sur les faits scientifiques en matière de prévention des difficultés de lecture et d'écriture.

RÉFÉRENCES

ARAM, D. (2006). « Early literacy interventions : The relative roles of storybook reading, alphabetic activities, and their combination », *Reading and Writing, 19*(5), p. 489-515.

ARNOLD, D.S. et G.J. WHITEHURST (1994). « Accelerating language development through picture book reading : A summary of dialogic reading and its effect », dans D.K. Dickinson (dir.), *Bridges to Literacy : Children, Families and Schools*, Amherst, University of Massachusetts, p. 103-128.

AYRES, L.R. (1995). « The efficacy of three training conditions on phonological awareness of kindergarten children and the longitudinal effect of each on later reading acquisition », *Reading Research Quarterly, 30*, p. 604-606.

BLACHMAN, B.A. *et al.* (1994). « Kindergarten teachers develop phoneme awareness in low-income, inner-city classrooms : Does it make a difference ? », *Reading and Writing : An Interdisciplinary Journal, 6*, p. 1-18.

BRADLEY, L. et P. BRYANT (1983). « Categorizing sounds and learning to read : A causal connection », *Nature, 301*, p. 419-421.

BUS, A.G. et M.H. VAN IJZENDOORN (1999). « Phonological awareness and early reading : A meta-analysis of experimental training studies », *Journal of Educational Psychology, 91*(3), p. 403-414.

BUS, A.G., M.H. VAN IJZENDOORN et A.D. PELLEGRINI (1995). « Joint book reading makes for success in learning to read : A meta-analysis on intergenerational transmission of literacy », *Review of Educational Research, 65*(1), p. 1-21.

CATTS, H.W. et A. G. KAMHI (2005). « Defining reading disabilities », dans H.W. Catts et A.G. Kamhi (dir.), *Language and Reading Disabilities*, 2e éd., Boston, Allyn and Bacon, p. 50-71.

CLAY, M.M. (1987). « Learning to be learning disabled », *New Zealand Journal of Educational Studies, 22*, p. 155-173.

DICKINSON, D.K., A. MCCABE et N. CLARK-CHIARELLI (2004). « Preschool-based prevention of reading disability : Realities versus possibilities », dans C.A. Stone, E.R. Silliman, B.J. Ehren et K. Apel (dir.), *Handbook of Language and Literacy : Development and Disorders*, New York, Guilford Press, p. 209-227.

EHRI, L.C. *et al.* (2001). « Phonemic awareness instruction helps children learn to read : Evidence from the National Reading panel's meta-analysis », *Reading Research Quarterly, 36*(3), p. 250-287.

ELLEY, W.B. (1989). « Vocabulary acquisition from listening to stories », *Reading Research Quarterly, 24*(2), p. 174-187.

EZELL, H.K. et L. JUSTICE (2005). *Shared Storybook Reading : Building Young Children's Language and Emergent Literacy Skills*, Baltimore, Brookes.

FOSTER, E.M. (2002). « How economists think about family resources and child development », *Child Development, 73*, p. 1904-1914.

FOWLER, A.E. (1991). « How early phonological development might set the stage for phoneme awareness », dans S.A. Brady et D.P. Shankweiler (dir.), *Phonological Processes in Literacy : A Tribute to Isabelle*, Hillsdale, Erlbaum, p. 97-117.

GILLON, G.T. (2004). *Phonological Awareness : From Research to Practice*, New York, Guilford Press.

GOOD, R.H.I., D.C. SIMMONS et S.B. SMITH (1998). « Effective academic interventions in the United States : Evaluating and enhancing the acquisition of early reading skills », *Educational and Child Psychology, 15*(1), p. 56-70.

HAMMILL, D.D. (2004). « What we know about correlates of reading », *Exceptional Children, 70*(4), p. 453-468.

HART, B. et T.R. RISLEY (1995). *Meaningful differences in the everyday experience of young American children,* Baltimore, Brookes.

HINDSON, B., B. BYRNE, R. FIELDING-BARNSLEY, C. NEWMAN, D.W. HINE et D. SHANKWEILER (2005). « Assessment and early instruction of preschool children at risk for reading disability », *Journal of Educational Psychology, 97*(4), p. 687-704.

HOFFMAN, P.R. (1997). « Phonological intervention within storybook reading », *Topics in Language Disorders, 17*(2), p. 69-88.

HUEBNER, C.E. (2000a). « Community-based support for preschool readiness among children in poverty », *Journal of Education for Students Placed At Risk, 5,* p. 291-314.

HUEBNER, C.E. (2000b). « Promoting toddler's language development : A randomized-controlled trial of a community-based intervention », *Journal of Applied Developmental Psychology, 21,* p. 513-535.

JUEL, C., P.L. GRIFFITH et P. GOUGH (1986). « Acquisition of literacy : A longitudinal study of children in first and second grade », *Journal of Educational Psychology, 78*(4), p. 243-255.

JUSTICE, L.M. et H.K. EZELL (2001). « Word and print awareness in 4-year-old children », *Child Language Teaching and Therapy, 17,* p. 207-225.

JUSTICE, L.M. et H.K. EZELL (2002). « Use of storybook reading to increase print awareness in at-risk children », *American Journal of Speech-Language Pathology, 11*(1), p. 17-29.

JUSTICE, L.M. et H.K. EZELL (2004). « Print referencing : An emergent literacy enhancement strategy and its clinical applications », *Language, Speech, & Hearing Services in Schools, 35*(2), p. 185-193.

JUSTICE, L.M., J. MEIER et S. WALPOLE (2005). « Learning new words from storybooks : An efficacy study with at-risk kindergartners », *Language, Speech & Hearing Services in the Schools, 36*(1), p. 17-32.

JUSTICE, L.M. et J.N. KADERAVEK (2004). « Embedded-explicit emergent literacy intervention I : Background and description of approach », *Language, Speech, & Hearing Services in Schools, 35*(3), p. 201-211.

JUSTICE, L.M. et P.C. PULLEN (2003). « Promising interventions for promoting emergent literacy skills : Three evidence-based approaches », *Topics in Early Childhood Special Education, 23*(3), p. 99-113.

JUSTICE, L., C. VUKELICH et W. TEALE (2007). *Achieving excellence in preschool literacy instruction,* New York, Guilford Press.

JUSTICE, L.M. *et al.* (2005). « Language impairment, parent-child shared reading, and phonological awareness : A feasibility study », *Topics in Early Childhood Special Education, 25*(3), p. 143-156.

KADERAVEK, J.N. et L.M. JUSTICE (2002). « Shared storybook reading as an intervention context : Practices and potential pitfalls », *American Journal of Speech-Language Pathology, 11*(4), p. 395-406.

KADERAVEK, J.N. et L.M. JUSTICE (2004). « Embedded-explicit emergent literacy intervention II : Goal selection and implementation in the early childhood classroom », *Language, Speech, & Hearing Services in Schools, 35*(3), p. 212-228.

LEFEBVRE, P. (2007). *La prévention des difficultés de lecture et d'écriture*. Thèse de doctorat inédite, Université de Montréal, Montréal, Canada.

LEFEBVRE, P., N. TRUDEAU et A. SUTTON (soumis). « Shared storybook reading context to enhance language, print awareness and phonological awareness in at-risk preschoolers », *American Journal of Speech-Language Pathology.*

LOCKE, J. L. (1997). « A theory of neurolinguistic development », *Brain and Language, 58*(2), p. 265-326.

LONIGAN, C.J. (2003). « Conceptualizing phonological processing skills in prereaders », dans S.B. Neuman et D.K. Dickinson (dir.), *Handbook of early literacy research*, vol. 2, New York, Guilford Press, p. 77-89.

LONIGAN, C.J. (2006a). « Development, assessment, and promotion of preliteracy skills », *Early Education and Development, 17*(1), p. 91-114.

LONIGAN, C.J. (2006b). « Conceptualizing phonological processing skills in prereaders », dans D.K. Dickinson et S.B. Neuman (dir.), *Handbook of early literacy research*, New York, Guilford Press, p. 77-89.

LONIGAN, C.J. et G.J. WHITEHURST (1998). « Relative efficacy of parent and teacher involvement in a shared-reading intervention for preschool children from low-income backgrounds », *Early Childhood Research Quarterly, 13*(2), p. 263-290.

LONIGAN, C.J. *et al.* (1999). « Effect of two preschool shared reading interventions on the emergent literacy skills of children from low-income families », *Journal of Early Intervention, 22*, p. 306-322.

LOVELACE, S. et S.R. STEWART (2007). « Increasing print awareness in preschoolers with language impairment using non-evocative print referencing », *Language, Speech & Hearing Services in the Schools, 38*(1), p. 16-30.

METSALA, J.L. et A.C. WALLEY (1998). « Spoken vocabulary growth and the segmental restructuring of lexical representations : Precursors to phonemic awareness and early reading ability », dans J.L. Metsala et L.C. Ehri (dir.), *Word Recognition in Beginning Literacy*, Mahwah, Erlbaum, p. 89-120.

MORGAN, L. et H. GOLDSTEIN (2004). « Teaching mothers of low socioeconomic status to use decontextualized language during storybook reading », *Journal of Early Intervention, 26*(4), p. 235-252.

NATIONAL EARLY LITERACY PANEL (2007). *Finding from the National Early Literacy Panel: Providing a focus for early language and literacy development.* Présentation au 16e Annual National Conference on Family Literacy, Orlando.

NEUMAN, S.B. (2006). « The knowledge gap : Implication for early education », dans D.K. Dickinson et S.B. Neuman (dir.), *Handbook of Early Literacy Research*, vol. 2, New York, Guilford Press, p. 29-40.

NEUMAN, S.B. et D. CELANO (2001). « Access to print in low-income and middle-income communities », *Reading Research Quarterly, 36*, p. 8-27.

NOWOTNY, H., P. SCOTT et M. GIBBONS (2002). *Re-Thinking Science: Knowledge and the Public in an Age of Uncertainty,* Malden, Blackwell Publishers.

OGBU, J.U. (1982). « Societal forces as a context of ghetto children's school failure », dans L. Feagans et D.C. Farran (dir.), *The Language of Children Reared in Poverty,* New York, Academic Press, p. 117-138.

PENNO, J.F., A.G. WILKINSON et D.W. MOORE (2002). « Vocabulary acquisition from teacher explanation and repeated listening to stories: Do they overcome the Matthew effect? », *Journal of Educational Psychology, 94,* p. 23-33.

PERIE, M., W. GRIGG et P. DONAHUE (2005). *The Nation's Report Cart: Reading 2005 (NCES 2006-451),* Washington, U.S. Department of Education, National Center for Education Statistics.

PURCELL-GATES, V. (2001). « Emergent literacy is emerging knowledge of written, not oral, language », *New Directions for Child and Adolescent Development,* 92, 7-22.

RAZ, I.S. et P.E. BRYANT (1990). « Social background, phonological awareness, and children's reading », *British Journal of Developmental Psychology, 8,* p. 209-226.

RICHGELS, D.J., K.J. POREMBA et L.M. MCGEE (1996). « Kindergarteners talk about print: Phonemic awareness in meaningful contexts », *Reading Teacher, 49*(8), p. 632-645.

ROBBINS, C. et L.C. EHRI (1994). « Reading storybooks to kindergartners helps them learn new vocabulary words », *Journal of Educational Psychology, 86*(1), p. 54-64.

ROOTMAN, I. et B. RONSON (2005). « Literacy and health research in Canada: Where have we been and where should we go? », *Canadian Journal of Public Health, 96 Suppl. 2,* p. 62-77.

SAMEROFF, J.J. *et al.* (1987). « Intelligence quotient scores of 4 year-old children: Social environmental risk factors », *Pediatrics, 79*(3), p. 343-350.

SCARBOROUGH, H.S. et W. DOBRICH (1994). « On the efficacy of reading to preschoolers », *Developmental Review, 14,* p. 245-302.

SÉNÉCHAL, M. (1997). « The differential effect of storybook reading on preschoolers' acquisition of expressive and receptive vocabulary », *Journal of Child Language, 24*(1), p. 123-138.

SÉNÉCHAL, M. et E.H. CORNELL (1993). « Vocabulary acquisition through shared reading experiences », *Reading Research Quarterly, 28*(4), p. 361-374.

SFARD, A. (1998). « On two metaphors for learning and the dangers of choosing just one », *Educational Researcher, 27*(2), p. 4-13.

SNOW, C.E., M.S. BURNS et P. GRIFFIN (1998). *Preventing Reading Difficulties in Young Children,* Washington, National Academy Press.

SNOWLING, M.J. (2005). « Literacy outcomes for children with oral language impairments: Developmental interactions between language skills and learning to read », dans H.W. Catts et A.G. Kamhi (dir.), *The Connections Between Language and Reading Disabilities,* Mahwah, Lawrence Erlbaum, p. 55-74.

STADLER, M.A. et M.A. MCEVOY (2003). « The effect of text genre on parent use of joint book reading strategies to promote phonological awareness », *Early Childhood Research Quarterly, 18*(4), p. 502-512.

STONE, C.A. (2004). « Contemporary approaches to the study of language and literacy development », dans C.A. Stone, E.R. Silliman, B.J. Ehren et K. Apel (dir.), *Handbook of Language and Literacy: Development and Disorders*, New York, Guilford Press, p. 3-24.

STORCH, S.A. et G.J. WHITEHURST (2001). « The role of family and home in the literacy development of children from low-income backgrounds », *New Directions for Child and Adolescent Development, 92*, p. 53-71.

SULZBY, E. et W. TEALE (1996). « Emergent literacy », dans R. Barr, M.L. Kamil, P.B. Mosenthal et P.D. Pearson (dir.), *Handbook of Reading Research*, vol. 2, Mahway, Lawrence Erlbaum, p. 727-757.

TORGESEN, J.K. (2000). « Individual differences in response to early intervention to reading: The lingering problem of treatment resisters », *Learning Disabilities Research & Practice, 15*, p. 55-64.

TORGESEN, J.K., R.K. WAGNER et C.A. RASHOTTE (1997). « Prevention and remediation of severe reading disabilities: Keeping the end in mind », *Scientific Studies of Reading,. 1*(3), p. 217-234.

TORGESEN, J.K. *et al.* (1999). « Preventing reading failure in young children with phonological processing disabilities: Group and individual responses to instruction », *Journal of Educational Psychology, 91*, p. 579-593.

TROIA, G.A. (1999). « Phonological awareness intervention research: A critical review of the experimental methodology », *Reading Research Quarterly, 34*(1), p. 28-52.

UKRAINETZ MCFADDEN, T.A. (1998). « Sounds and stories: Teaching phonemic awareness in interactions around text », *American Journal of Speech-Language Pathology, 7*(2), p. 5-13.

UKRAINETZ, T.A. *et al.* (2000). « An investigation into teaching phonemic awareness through shared reading and writing », *Early Childhood Research Quarterly, 15*(3), p. 331-355.

VAN BYSTERVELDT, A.K., G.T. GILLON et C. MORAN (2006). « Enhancing Phonological Awareness and Letter Knowledge in Preschool Children with Down Syndrome », *International Journal of Disability, Development and Education, 53*(3), p. 301-329.

VAN KLEECK, A. (1995). « Emphasing form and meaning separately in pre-reading and early reading instruction », *Topics in Language Disorders, 16*, p. 27-49.

VAN KLEECK, A. (1998). « Preliteracy domains and stages: Laying the foundations for beginning reading », *Journal of Children's Communication Development, 20*(1), p. 33-51.

VAN KLEECK, A. (2006). « Fostering inferential language during book sharing with prereaders: A foundation for later text comprehension strategies », dans A. van Kleeck (dir.), *Sharing Books and Stories to Promote Language and Literacy*, San Diego, Plural Publishing, p. 269-318.

VAN KLEECK, A. *et al.* (1997). « The relationship between middle-class parents' book-sharing discussion and their preschoolers' abstract language development », *Journal of Speech and Hearing Research, 40*, p. 1261-1271.

VELLUTINO, F.R. et D.M. SCANLON (2002). « Emergent literacy skill, early instruction, and individual differences in learning to read: The case for early intervention », dans S.B. Neuman et D.K. Dickinson (dir.), *Handbook of Early Literacy Research*, New York, Guilford Press.

VELLUTINO, F.R. *et al.* (1996). « Cognitive profiles of difficult to remediate and readily remediated poor readers : Early intervention as a vehicle for distinguishing between cognitive and experiential deficits as basic causes of specific reading disability », *Journal of Educational Psychology, 88,* p. 601-638.

VERNON-FEAGANS, L. *et al.* (2003). « Early language and literacy skills in low-income African American and Hispanic children », dans S.B. Neuman et D.K. Dickinson (dir.), *Handbook of Early Literacy Research,* New York, Guilford Press, p. 192-210.

WAGNER, R.K. et J.K. TORGESEN (1987). « The nature of phonological processing and its causal role in the acquisition of reading skills », *Psychology Bulletin, 101,* p. 192-212.

WASIK, B.A. et M.A. BOND (2001). « Beyond the pages of a book : Interactive book reading and language development in preschool classrooms », *Journal of Educational Psychology, 93*(2), p. 243-250.

WASIK, B.A., M.A. BOND et A. HINDMAN (2006). « The effects of a language and literacy intervention on Head Start children and teachers », *Journal of Educational Psychology, 98*(1), p. 63-74.

WASIK, B.A. et R.E. SLAVIN (1993). « Preventing early reading failure with one-to-one tutoring : A review of five programs », *Reading Research Quarterly, 28,* p. 178-200.

WATKINS, R.V. et B.H. BUNCE (1996). « Natural literacy : Theory and practice for preschool intervention programs », *Topics in Early Childhood Special Education, 16,* p. 191-212.

WHITEHURST, G.J. *et al.* (1988). « Accelerating language development through picture book reading », *Developmental Psychology, 24*(4), p. 552-559.

WHITEHURST, G.J. *et al.* (1994). « A picture book reading intervention in day care and home for children from low-income families », *Developmental Psychology, 30*(5), p. 679-689.

WHITEHURST, G.J. et C.J. LONIGAN (2003). « Emergent literacy : development from prereaders to readers », dans S.B. Neuman et D.K. Diskinson (dir.), *Handbook of Early Literacy Research,* New York, Guilford Press, p. 11-29.

WILLIAMS, A.L. (2006). « Integrating phonological sensitivity and oral language instruction into enhanced dialogic reading », dans L.M. Justice (dir.), *Clinical Approaches to Emergent Literacy Intervention,* San Diego, Plural Publishing, p. 261-294.

WILLMS, J.D. (2004). *La capacité de lecture au Canada et aux États-Unis : Constatations issues du Programme international pour le suivi des acquis des élèves de l'OCDE,* Gatineau, Direction générale de la politique sur l'apprentissage, Politique stratégique et planification, Ressources humaines et Développement des compétences, Canada.

CHAPITRE 9

La lecture interactive
Un outil de développement et d'adaptation

Marie-Claude Guay
Université du Québec à Montréal, Centre Jeunesse de Montréal – Institut universitaire (CJM-IU) et Hôpital Rivière-des-Prairies

Anne-Sophie Gousse-Lessard et Luc Reid
Université du Québec à Montréal

Carine Chartrand
Clinique des troubles de l'attention de l'Hôpital Rivière-des-Prairies

RÉSUMÉ

Le développement de l'enfant pendant la petite enfance est en continuité avec son fonctionnement scolaire ultérieur (La Paro et Pianta, 2000). Un enfant qui présente des retards de développement en bas âge risque d'avoir des difficultés d'ajustement et des problèmes scolaires (Campbell, Pungello, Miller-Johnson, Burchinal et Ramey, 2001 ; Middlemiss, 2005). Des programmes d'intervention visant le développement des fonctions cognitives peuvent favoriser le développement de l'enfant d'âge préscolaire et ainsi contribuer à augmenter ses chances de réussite scolaire (Ramey et Ramey, 1998). Parmi les stratégies de stimulation cognitive utilisées, la lecture interactive a fait l'objet de plusieurs études au cours des dernières décennies. Dans le présent chapitre, nous présentons des études portant sur l'efficacité de la lecture interactive sur le développement du langage chez l'enfant d'âge préscolaire. Par la suite, nous présentons des programmes d'intervention précoce, conçus pour les enfants qui présentent dès la petite enfance des retards de développement. Ces programmes, élaborés à partir de la lecture interactive, intègrent des exercices diversifiés en lien avec des objectifs d'apprentissage précis.

1. UN BRIN D'HISTOIRE

Whitehurst et ses collègues (1988) furent les premiers à élaborer des techniques particulières d'intervention basées sur les interactions parent-enfant durant les activités de lecture. Ces techniques, nommées lecture interactive, trouvent leurs racines dans la théorie d'éveil à la littératie (traduction libre de l'expression anglaise *emergent literacy*). Cette dernière englobe les habiletés, les connaissances et les attitudes de l'enfant qui s'avèrent des précurseurs développementaux de l'apprentissage de la lecture et de l'écriture conventionnelle. À titre d'exemples, se retrouvent entre autres le vocabulaire, les conventions de textes telles la syntaxe et les structures narratives, la connaissance des lettres, la correspondance phonème-graphème, la motivation et les intérêts de l'enfant par rapport aux activités de lecture, ainsi que la conscience linguistique (Whitehurst et Lonigan, 1998). Cette dernière est liée au concept de métacognition, c'est-à-dire qu'elle concerne la capacité de percevoir le langage en tant qu'objet cognitif et de posséder, de ce fait, certaines connaissances sur la manière dont celui-ci est construit (par exemple, un mot est composé d'unités de sons appelées phonèmes) et utilisé (Whitehurst et Lonigan, 1998). De plus, la théorie d'éveil à la lecture considère l'impact de l'environnement sur le développement de l'enfant et plus particulièrement les interactions sociales qui, tout comme pour la lecture interactive, y jouent un rôle primordial.

Au cours de ses nombreuses recherches, Whitehurst développa un programme d'intervention tenant compte des composantes de la théorie d'éveil à la lecture. L'objectif général était de savoir si une amélioration de la qualité des activités de lecture, par l'intermédiaire de l'entraînement des parents, pouvait influencer le développement du langage chez les enfants. Ce programme d'intervention a été testé à domicile ainsi qu'en milieu de garde auprès d'enfants âgés de deux à quatre ans provenant de nombreux milieux socioéconomiques et d'origines culturelles diversifiées (par exemple, Lonigan et Whitehurst, 1998; Valdez-Menchaca et Whitehurst, 1992; Whitehurst *et al.*, 1988). Le programme, dont la durée était de quatre à sept semaines, consistait en au moins trois périodes hebdomadaires de lecture interactive d'environ 10 minutes chacune. L'adulte devait poser des questions à l'enfant pour l'encourager à parler des images et de l'histoire. Il devait aussi adapter son langage selon l'âge de l'enfant en utilisant par exemple de courtes phrases et des mots simples. L'adulte devait également donner à l'enfant des rétroactions en précisant sa pensée et en ajoutant davantage d'information afin d'augmenter la vocalisation des descriptions faites par l'enfant et de corriger ses erreurs. En somme, le programme de lecture interactive est basé sur le rôle crucial qu'ont les réponses actives de l'enfant sur son propre développement. Ce dernier apprend donc à raconter une histoire, alors que le parent apprend à jouer le rôle d'un auditeur actif (Verreault, Pomerleau et Malcuit, 2005; Whitehurst et Lonigan, 1998).

Les résultats obtenus par Whitehurst et ses collègues témoignent de l'efficacité de la lecture interactive sur le développement langagier des enfants d'âge préscolaire (Whitehurst et Lonigan, 1998). Plus précisément, les enfants ayant suivi le programme ont eu de meilleurs scores dans les tests de langage standardisés que les enfants du groupe de contrôle n'ayant pas participé au programme. De plus, la lecture interactive s'est avérée particulièrement efficace pour stimuler le volet expressif des habiletés langagières des enfants.

Valdez-Menchaca et Whitehurst (1992) ont également évalué l'impact du programme de lecture interactive auprès de vingt enfants mexicains âgés de deux ans et issus de milieux défavorisés. L'évaluation des effets de cette intervention a été réalisée à l'aide de tests de langage standardisés. De plus, une comparaison du langage spontané des enfants a été effectuée durant des activités de lecture avec des adultes ne connaissant pas le groupe auquel appartenaient ces enfants. Selon les chercheurs, les habiletés langagières des enfants ayant participé au programme de lecture interactive en milieu de garde étaient en moyenne 7,3 mois en avance par rapport à ce qui était attendu selon leur âge chronologique et comparativement aux enfants du groupe contrôle n'ayant pas bénéficié de l'intervention (Zevenbergen et Whitehurst, 2003).

Par ailleurs, une intervention précoce entraînerait une plus grande amélioration des habiletés langagières qu'une intervention plus tardive (Fung, Chow et McBride-Chang, 2005). Les études indiquent, en effet, l'existence d'une forte corrélation positive entre les habiletés langagières au moment où l'enfant entre à l'école et ses performances scolaires ultérieures (par exemple, Lonigan et Whitehurst, 1998). Finalement, un des grands avantages de la lecture interactive, outre le fait que son efficacité a été empiriquement documentée, est que cette technique est facilement apprise et applicable (Whitehurst et Lonigan, 1998). Ainsi, les parents n'ont pas à avoir un grand niveau de scolarité pour les utiliser efficacement.

À la suite de ces études aux résultats encourageants, plusieurs chercheurs se sont penchés sur l'importance de lire avec les jeunes enfants. Certains ont tenté de reproduire les résultats obtenus par Whitehurst alors que d'autres se sont concentrés sur les différents éléments ayant la capacité de moduler la qualité de la lecture et donc, ayant un impact sur le développement langagier de l'enfant. Ces éléments, en constante interaction, peuvent être regroupés en trois grands facteurs faisant partie intégrante de l'activité de lecture: le parent, l'enfant et le livre (Pellegrini et Galda, 2003, cités par Fletcher et Reese, 2005). Il est possible d'inclure dans la première composante le statut socioéconomique, le sexe ainsi que la culture des parents. D'autres variables de cette composante pourraient également entrer en ligne de compte comme les attitudes, les croyances (Fletcher et Reese, 2005) et le degré d'implication dans l'activité de lecture (Moeller, 2000), ce dernier pouvant, par exemple, être modulé par le plaisir que ressentent les adultes en lisant pour eux-mêmes. Ainsi, un parent n'aimant pas beaucoup lire peut ne pas savoir comment agir lors d'une séance de lecture avec son enfant (Bus, Leseman et Keultjes, 2000), et par le fait même, moins s'y investir. Le nombre de réponses verbales ou non verbales, le degré d'attention et d'intérêt, le lien d'attachement sécurisant avec l'adulte et l'engagement sont quelques-unes des caractéristiques de l'enfant pouvant aussi avoir un effet sur la qualité de l'activité de lecture.

Finalement, le fait de lire de façon répétée un même livre, le type de livre, le degré de complexité de celui-ci, ainsi que la fréquence des activités de lecture se retrouvent parmi la composante livre. Fletcher et Reese (2005) concluent qu'étant donné le peu de variables étudiées jusqu'à maintenant, les résultats demeurent disparates et laissent sans réponse de nombreuses hypothèses. Selon eux, l'interrelation entre la fréquence des séances de lecture avec de jeunes enfants et la qualité de celles-ci devrait être au cœur des études à venir puisque les différentes composantes énumérées précédemment tels le type de livre ou encore le degré d'attachement sont à même, par différents mécanismes, de moduler les interactions parents-enfant.

2. ACTIVITÉS DE LECTURE INTERACTIVE (ALI): DES PROGRAMMES DE PRÉVENTION IMPLANTÉS AU QUÉBEC

Au Québec, Malcuit, Pomerleau et Séguin (2003) ont élaboré des programmes préventifs d'activités de lecture interactive inspirés des études de Whitehurst. Leur objectif général est de favoriser le développement cognitif et langagier d'enfants âgés de 0 à 5 ans et, par le fait même, de les préparer aux apprentissages scolaires à venir. Ces programmes nommés ALI-Bébé, ALI-Bambin et ALI-Explorateur ont été spécialement conçus afin de s'adapter aux habiletés croissantes des enfants.

Plus particulièrement, les activités ALI-Bébé sont divisées en cinq volets mettant l'accent sur les stimulations vocales et les contacts physiques chaleureux entre l'adulte et l'enfant âgé de 0 à 15 mois. Les activités sont intégrées dans une routine quotidienne où l'enfant apprend à devenir plus attentif au monde qui l'entoure, à vocaliser et à communiquer, ainsi qu'à associer les images et les mots. Par exemple, on peut demander à l'enfant de suivre des yeux différents objets, d'imiter des comptines ou des cris d'animaux ou encore d'explorer et de manipuler un livre avec un adulte. Tous ces moments le préparent à la lecture interactive.

Pour sa part, le programme ALI-Bambin comprend quatre volets de complexité croissante visant le développement des habiletés langagières réceptives (compréhension) et expressives (production) chez les enfants de 15 à 36 mois. Trois séances d'activités de lecture interactive sont effectuées chaque semaine à raison de 10 à 15 minutes chacune, et ce, pendant six mois. Sept techniques particulières inspirées des interventions de Whitehurst sont enseignées aux adultes afin d'améliorer la qualité de ces séances. Elles consistent, entre autres, à 1) obtenir l'attention de l'enfant et utiliser son intérêt en faisant des rapprochements entre les images du livre et ce qu'il aime, 2) nommer les éléments d'une image pour ainsi augmenter l'étendue du vocabulaire, et 3) répéter les mots pour améliorer leur prononciation et encourager les efforts que fait l'enfant pour parler. De plus, par ces techniques, les adultes apprennent à 4) poser des questions ouvertes et générales, qui stimulent l'attention et le langage expressif, ainsi que des questions plus précises qui améliorent les connaissances de l'enfant des différents concepts. Enfin, ils se doivent 5) d'ajouter de l'information en tenant compte du niveau développemental de l'enfant, 6) de faire des liens avec la vie courante afin de généraliser les acquis, et 7) d'établir le tour de parole ainsi que de renforcer les comportements sociaux appropriés dans différents contextes de groupe (Malcuit, Pomerleau et Séguin, 2003).

Finalement, le programme ALI-Explorateur est destiné aux enfants âgés de 3 à 5 ans. Ce dernier programme met l'accent sur les concepts et connaissances pouvant être intégrés durant les activités de lecture interactive pour favoriser l'acquisition des habiletés cognitives nécessaires aux futurs apprentissages scolaires. Un volet préparatoire correspondant au dernier volet d'ALI-Bambin est tout d'abord présenté aux adultes afin de les initier aux techniques de lecture interactive mentionnées précédemment. ALI-Explorateur comprend également quatre autres volets qui accompagnent le développement cognitif de l'enfant, passant des catégories conceptuelles concrètes comme les noms d'animaux domestiques à des concepts un peu plus abstraits, tels que les notions de temps ou de grandeur. Tout au long des apprentissages, la complexité des activités augmente jusqu'à aborder des catégories de connaissances plus vastes, telles que les animaux exotiques ou les nuances de couleur. Tout comme le programme d'ALI-Bambin, trois séances de 10 à 15 minutes doivent être effectuées de façon hebdomadaire.

Les programmes ALI ont d'abord été implantés dans une municipalité de la Montérégie où les habitants font face à de nombreux problèmes, tels que la sous-scolarisation et l'éloignement des services. Dans une étude récente, cent douze enfants, âgés de 2 à 65 mois, ont participé à l'une ou l'autre de ces trois formes d'intervention (ALI-Bébé, ALI-Bambin, ALI-Explorateur) (Verreault *et al.*, 2005). Les enfants étaient recrutés dans la communauté par divers moyens (par exemple, annonces dans les journaux locaux, représentation au CLSC, etc.). L'enfant est évalué une première fois, puis les parents ou les éducatrices reçoivent la formation nécessaire à l'application des programmes. Un suivi téléphonique mensuel est par la suite effectué par des agentes de recherche afin d'obtenir des informations sur la fréquence et la durée des sessions de lecture interactive. Après les trois premières semaines, une visite de consolidation est effectuée dans le but de renforcer les apprentissages des parents ou des éducatrices. Ainsi, les agentes de recherche s'assurent que les techniques sont bien appliquées, répondent aux questions et apportent des correctifs si nécessaire.

Après six mois d'application, une évaluation de l'impact des trois programmes ALI ainsi que de celui du contexte d'implantation a été effectuée. Les résultats montrent que les programmes n'ont pas tous la même efficacité. En effet, d'après les mesures aux tests normalisés (le test de développement *Bayley*), le développement augmente de façon significative pour les enfants des programmes ALI-Bébé et ALI-Bambin, mais non pour ceux du programme ALI-Explorateur. Cela n'est pas sans rappeler les résultats de plusieurs études précédentes (par exemple, Bus *et al.*, 2000; DeBaryshe 1993; Scarborough et Dobrich, 1994 cité par Verreault *et al.*, 2005), à savoir que les impacts de la lecture interactive sont plus importants chez les enfants en bas âge.

Cependant, l'hypothèse de l'âge pour expliquer l'absence d'efficacité de ce programme n'a pas été retenue par les chercheurs (Verreault *et al.*, 2005). D'autres hypothèses plus vraisemblables ont été avancées. Par exemple, le test normalisé *Standford-Binet,* utilisé avec les enfants du groupe ALI-Explorateur, est possiblement trop général comparativement aux connaissances conceptuelles particulières ciblées par le programme. La courte durée d'implantation de ce dernier peut également expliquer en partie les faibles résultats. Néanmoins, lorsqu'ils sont implantés dans une visée préventive, les programmes ALI-Bébé et ALI-Bambin favorisent le développement des habiletés de langage expressif et les habiletés non verbales et préparent donc l'enfant d'âge préscolaire aux futurs apprentissages scolaires (Verreault *et al.*, 2005).

3. LA LECTURE INTERACTIVE AU SERVICE DES ENFANTS QUI PRÉSENTENT UN RETARD DE DÉVELOPPEMENT

D'autres études se sont davantage intéressées à l'applicabilité des techniques de lecture interactive auprès d'enfants vivant certaines problématiques. Parmi ces études, la méta-analyse de Mol, Bus, de Jong et Smeets (2008) porte, entre autres, sur l'efficacité des techniques de lecture interactive chez des enfants à risque de présenter un retard de langage. Leurs résultats montrent que la lecture interactive n'a qu'un faible effet sur les groupes d'enfants à risque comparativement à ceux qui ne le sont pas. Une des explications présentées par ces chercheurs est que les parents faiblement scolarisés pourraient moins bien répondre aux entraînements à la lecture interactive puisque, pour la majorité d'entre eux, lire n'est pas une source de plaisir. Ainsi, pour ces parents, il serait plus difficile d'intégrer les comportements visés par ces interventions dans une routine de lecture. Une autre explication proposée est qu'il est possible que les enfants à risque aient un degré insuffisant d'habiletés requises pour les interventions de lecture interactive. À la lumière de ces constatations, il serait intéressant d'évaluer si les interventions de lecture interactive menées par des éducatrices dans les centres de la petite enfance pourraient pallier les limites identifiées chez les parents faiblement scolarisés.

L'efficacité des techniques de lecture interactive a aussi été étudiée auprès d'enfants sourds et malentendants vivant à Hong Kong et utilisant le chinois comme langue maternelle (Fung *et al.*, 2005). Quelques changements ont été apportés aux techniques initiales d'intervention pour s'adapter davantage aux besoins de ces enfants malentendants. Par exemple, des cartes d'images étaient utilisées afin de faciliter le processus en activant certaines connaissances de l'enfant. Cela le poussait à créer des images mentales des informations contenues dans le texte. Des cartes, où certains mots étaient inscrits, étaient également utilisées afin d'aider les parents à poser des questions tout au long de la séance de lecture. Après une intervention de huit semaines, une amélioration significative des habiletés associées au langage réceptif (compréhension) a été observée auprès du groupe ayant participé au programme d'intervention de lecture interactive comparativement aux deux autres groupes n'y ayant pas participé. Des interactions parent-enfant de grande qualité ainsi que l'utilisation de pictogrammes seraient la source de ces gains.

À l'heure actuelle, trop peu d'études se sont intéressées à l'efficacité de la lecture interactive sur le développement des habiletés langagières des enfants qui présentent des retards de développement ou qui sont à risque de présenter de tels retards. Pourtant, les enfants qui présentent des retards de développement, notamment sur le plan du langage, sont plus à risque de présenter des difficultés d'apprentissage au cours de leur scolarisation (La Paro et Pianta, 2000; Middlemiss, 2005). Comme les ressources spécialisées sont limitées, il importe de développer des programmes d'intervention faciles à implanter dans les milieux cliniques de première ligne (par exemple, CSSS, CLSC) et qui permettent de mieux outiller les parents afin qu'ils interviennent directement dans la stimulation cognitive de leur enfant. Notre équipe de psychologues cliniciens et chercheurs a donc développé, à partir des activités de lecture interactive, deux programmes: ALI-Agité et ÉgALIté. Ces programmes se distinguent des programmes traditionnels de lecture interactive puisqu'ils intègrent également des exercices spécialement conçus pour favoriser le développement des fonctions cognitives déficitaires et le suivi auprès des parents se fait de façon beaucoup plus soutenue. Les parents doivent accompagner leur enfant à raison d'une fois par semaine à des ateliers de groupe où on leur enseigne les divers objectifs particuliers et les techniques permettant d'atteindre ces objectifs. Les parents sont donc directement au cœur du processus de stimulation cognitive de leur enfant. Ces programmes n'ont pas initialement été conçus pour les éducatrices en milieux de garde mais si les résultats des études en cours s'avèrent prometteurs, il sera aisé de les adapter et de les implanter dans des centres de la petite enfance.

3.1. Le programme ALI-Agité

À la Clinique des troubles de l'attention de l'Hôpital Rivière-des-Prairies à Montréal, nous avons constaté un accroissement important des demandes de consultation pour des enfants d'âge préscolaire. Parmi ces enfants qui présentent un trouble déficitaire de l'attention (TDAH) en petite enfance, une majorité importante présente aussi un retard de langage. Ces enfants commencent effectivement à parler plus tardivement et leurs difficultés sur le plan du langage expressif ont tendance à persister pendant l'enfance. Notre équipe de chercheurs et cliniciens a donc développé un programme d'intervention novateur, le programme ALI-Agité, qui intègre à la fois des stratégies d'intervention cognitivo-comportementales pour la gestion des comportements problématiques et des exercices de remédiation cognitive développés à partir d'activités de lecture interactive et d'activités structurées. Pour les besoins de ce chapitre, seules les activités de remédiation cognitive sont présentées. Les objectifs particuliers du programme sont: 1) le développement des habiletés langagières; 2) le développement de l'attention et des fonctions exécutives, et 3) la diminution des comportements hyperactifs et impulsifs.

Les exercices de remédiation cognitive sont réalisés à partir des sept techniques de lecture interactive des programmes ALI (Malcuit *et al.*, 2003). Ces techniques ont été privilégiées car elles amènent l'enfant à diriger le dialogue et à amorcer les échanges. Les parents apprennent donc à utiliser ces techniques avec leur enfant. La participation au programme implique que les parents effectuent trois à quatre séances d'activités de lecture interactive par semaine avec leur enfant. La durée du programme est de 20 semaines. De plus, la participation au programme implique une séance de groupe où les parents viennent à la clinique accompagnés de leur enfant. Les parents assistent à la séance de groupe derrière une vitre unidirectionnelle. Ils sont accompagnés par un intervenant qui leur enseigne les objectifs particuliers à travailler à la maison lors des séances d'activités de lecture interactive qu'ils auront à effectuer avec leur enfant.

Les exercices de remédiation cognitive poursuivent deux objectifs principaux, soit le développement du langage et le développement des fonctions attentionnelles et exécutives. Pour ce qui est du développement du langage, le programme inclut dix objectifs particuliers et chacun d'eux est travaillé pendant deux semaines consécutives : 1) améliorer la syntaxe des phrases, 2) apprendre à utiliser des verbes d'action, 3) utiliser des adjectifs qualitatifs, des pronoms personnels et des adjectifs possessifs, 4) répondre à des questions, 5) développer les connaissances générales (ex : formes, couleurs, animaux, fruits et légumes, parties du corps et vêtements), 6) développer les concepts de quantité, 7) développer la catégorisation, 8) développer les concepts de temps, 9) développer les concepts spatiaux, et 10) apprendre les contraires. À cela s'ajoutent également de nouvelles activités structurées orientées vers l'élaboration et le rappel de séquences logiques, la planification de l'action et les aspects pragmatiques du langage.

Le développement des fonctions attentionnelles et exécutives comprend quatre objectifs particuliers : 1) développer les habiletés d'attention sélective (exemple : recherche visuelle d'une cible parmi un ensemble de distracteurs), 2) améliorer les habiletés de fluidité verbale, 3) améliorer la capacité à inhiber une réponse automatique, 4) développer les habiletés d'attention soutenue (par exemple : la durée des périodes de remédiation cognitive passe de 20 à 40 minutes pour les séances de groupe et de 10 à 20 minutes pour les séances effectuées à la maison).

Les résultats préliminaires de notre étude montrent que les enfants qui ont participé au programme ALI-Agité améliorent de façon significative leurs habiletés de langage expressif et leur capacité d'autorégulation des comportements d'agitation motrice comparativement à des enfants qui avaient au départ les mêmes caractéristiques, mais qui étaient dans un groupe en liste d'attente (Chartrand, Lageix et Guay, 2007).

3.2. Le programme ÉgALIté

Les résultats d'une étude réalisée dans des quartiers défavorisés de Montréal indiquent que les scores de développement cognitif des enfants sont plus faibles s'ils sont issus de familles immigrantes de pays en développement que s'ils sont issus de familles non immigrantes (Choquette, Blanchard et Guay, 2008). Même en l'absence de facteur de risque, le score moyen de développement de ces enfants se situe à plus d'un écart type sous la moyenne normative; il est comparable à celui des enfants de familles non immigrantes qui cumulent trois facteurs de risque psychosociaux (faible scolarité de la mère, monoparentalité, faible revenu). Qui plus est, le score moyen de développement de ces enfants continue de diminuer avec le cumul des facteurs de risque.

Pour expliquer de tels écarts entre les deux groupes, les éléments du contexte de vie de l'enfant ont été considérés dans les analyses (nombre de jouets éducatifs, fréquence d'activités de lecture parent-enfant, stratégies éducatives parentales, soutien parental et densité d'habitants dans la maison). Les résultats d'une analyse de régression hiérarchique montrent que ces facteurs environnementaux expliquent à eux seuls la qualité du développement des enfants. La variable indépendante «groupe ethnique», intégrée au modèle après celles liées à l'environnement, n'est pas significative et explique 0,0 % de la variance des scores de développement des enfants. Ce sont donc les conditions de vie adverses et les occasions d'apprentissage moins fréquentes offertes à ces enfants qui sont associées au retard de développement. Afin de mieux les préparer et les outiller à rencontrer les exigences de l'école québécoise, nous avons développé un nouveau programme de stimulation cognitive, le programme ÉgALIté, qui vise l'égalité des chances de réussite scolaire au primaire.

Tout comme pour le programme ALI-Agité, les exercices de stimulation cognitive du programme ÉgALIté s'effectuent à partir des sept techniques de lecture interactive des programmes ALI (Malcuit *et al.*, 2003). À ces activités de lecture se greffent de courts exercices de stimulation cognitive. Ces exercices diffèrent quelque peu de ceux du programme ALI-Agité, car ils ne visent pas que le langage et l'attention, mais aussi les habiletés nécessaires à l'apprentissage de la lecture et de l'écriture. Plus particulièrement, le programme ÉgALIté vise le développement: 1) des habiletés langagières (langage réceptif et expressif);

2) des habiletés de prélecture (conscience phonologique); 3) des habiletés de préécriture (motricité fine); 4) des habiletés attentionnelles. Ces exercices de stimulation cognitive ont été développés dans le cadre de la thèse de doctorat d'Aimée Benoît-Lajoie (doctorat actuellement en cours à l'Université du Québec à Montréal) et l'étude portant sur l'efficacité du programme ÉgALIté se déroule actuellement dans le cadre de la thèse de doctorat de Dominique Côté (doctorat actuellement en cours à l'Université du Québec à Montréal).

CONCLUSION

Dans l'ensemble, les études portant sur l'impact de la lecture interactive sur le développement du langage chez l'enfant d'âge préscolaire sont concluantes. Les programmes de lecture interactive développés au Québec (ALI-Bébé et ALI-Bambin) favorisent l'émergence du langage expressif et même des habiletés non verbales chez le jeune enfant. De plus, ces programmes sont faciles à implanter de façon préventive dans les familles. Dans les centres de la petite enfance, ces programmes pourraient aussi être facilement implantés. L'instauration de tels programmes à grande échelle permettrait aux enfants d'être mieux préparés pour l'entrée à la maternelle et pour le début de l'apprentissage de la lecture et de l'écriture. D'autre part, les activités de lecture interactive sont utiles dans l'élaboration de programmes d'intervention conçus pour les enfants qui présentent des retards de développement, car ils permettent aux parents d'être mieux outillés et d'être directement impliqués dans le développement de leur enfant. Les stratégies apprises par les parents peuvent se généraliser à d'autres activités quotidiennes de la vie familiale et ainsi maximiser les occasions d'apprentissage pour l'enfant. Davantage de recherches cliniques sont par ailleurs nécessaires afin de mieux documenter l'impact de telles interventions sur le développement de l'enfant et sur le maintien des acquis après la participation à ces programmes.

RÉFÉRENCES

BUS, A.G., P.P. LESEMAN et P. KEULTJES (2000). « Joint book reading across cultures : A comparison of Surinamese-Dutch, Turkish-Dutch, and Dutch parent-child dyads », *Journal of Literacy Research,* (32), p. 53-76.

CAMPBELL, F.A., E.P. PUNGELLO, S. MILLER-JOHNSON, M. BURCHINAL et C.T. RAMEY (2001). « The development of cognitive and academic abilities : Growth curves from an early childhood educational experiment », *Developmental Psychology,* (37), p. 231-242.

CHARTRAND, C., P. LAGEIX et M.-C. GUAY (2007). *Impacts of Cognitive Remediation for ADHD preschoolers with language delay*. Affiche présentée au Biennial Meeting, Society for Research in Child Development (SRCD), Boston, Massachusetts.

CHOQUETTE, A.J., D. BLANCHARD et M.-C. GUAY (2008). *Impacts of environmental factors on cognitive development of immigrant children from developing countries*. Affiche présentée au 10th Eusarf International Conference on Assessing the evidence-base of intervention for vulnerable children and their families, Padova, Italy.

DEBARYSHE, B.D. (1993). « Joint picture-book reading correlates of early oral language skill », *Journal of Child Language*, (20), p. 455-461.

FLETCHER, K.L. et E. REESE (2005). « Picture book reading with young children : A conceptual framework », *Developmental Review*, (25), p. 64-103.

FUNG, P.-C., B.W.-Y. CHOW et C. MCBRIDE-CHANG (2005). « The impact of a dialogic reading program on deaf and hard-of-hearing kindergarten and early primary school-aged students in Hong Kong », *Journal of deaf studies and deaf education, 10*, p. 82-95.

LA PARO, K.M. et R.C. PIANTA (2000). « Predicting children's competence in the early school years : A meta-analytic review », *Review of Educational Research*, (70), p. 443-484.

LONIGAN, C.J. et G.J. WHITEHURST (1998). « Relative efficacy of parent and teacher involvement in a shared-reading intervention for preschool children from low-income backgrounds », *Early Childhood Reasearch Quarterly, 13*, p. 263-290.

MALCUIT, G., A. POMERLEAU et R. SÉGUIN (2003). *Activités de lecture interactive*, Saint-Hubert, Les Éditions du regroupement des centres de la petite enfance de la Montérégie.

MIDDLEMISS, W. (2005). « Prevention and intervention : Using resiliency-based multi-setting approaches and a process-orientation », *Child & Adolescent Social Work Journal*, (22), p. 85-103.

MOELLER, M. (2000). « Early intervention and language development in children who are deaf and hard of hearing », *Pediatrics*, (106), p. 43.

MOL, S.E., A.G. BUS, M.T. DE JONG et D.J.H. SMEETS (2008). « Added value of dialogic parent-child book readings : A meta-analysis », *Early education & development*, (19), p. 7-26.

RAMEY, C.T. et S.L. RAMEY (1998). « Early Intervention and Early Experience », *American Psychologist*, (53), p. 109-120.

VALDEZ-MENCHACA, M.C. et G.J. WHITEHURST (1992). « Accelerating language development through picture book reading : A systematic extension to mexican day care », *Developmental Psychology, 28*, p. 1106-1114.

VERREAULT, M., A. POMERLEAU et G. MALCUIT (2005). « Impact de programmes d'activités de lecture interactives sur le développement cognitif et langagier d'enfants âgés de 0 à 5 ans : les programmes ALI », *Éducation et francophonie, 33*, p. 182-206.

WHITEHURST, G.J., F.L. FALCO, C.J. LONIGAN, J.E. FISCHEL, B.D. DEBARYSHE, M.C. VALDEZ-MENCHACA et M. CAULFIEL (1988). « Accelerating language development through picture book reading », *Developmental Psychology, 24*, p. 552-559.

WHITEHURST, G.J. et C.J. LONIGAN (1998). « Child development and emergent literacy », *Child Development, 69*, p. 848-872.

ZEVENBERGEN, A.A. et G.J. WHITEHURST (2003). « Dialogic reading : A shared picture book reading intervention for preschoolers », dans A. van Kleeck, S.A. Stahl et E.B. Bauer (dir.), *On Reading Books to Children : Parents and Teachers*, Hillsdale, Lawrence Erlbaum.

CHAPITRE 10

Les orthographes approchées pour éveiller au monde de l'écrit les enfants de 4 et 5 ans fréquentant un service de garde éducatif

Annie Charron
Université du Québec à Montréal

RÉSUMÉ

Ce chapitre présente les orthographes approchées comme situations d'écriture qui permettent d'éveiller au monde de l'écrit les jeunes enfants. Nous contextualisons d'abord les recherches qui ont utilisé les orthographes approchées comme outil d'évaluation. Ensuite, nous présentons ce que disent les programmes éducatifs du Québec en ce qui concerne l'apprentissage de la lecture et de l'écriture avant l'entrée scolaire. Par la suite, nous décrivons une recherche qui a utilisé les orthographes approchées comme pratique novatrice d'éveil à l'écrit avec des enfants de la maternelle. Pour conclure, nous nous questionnons sur la possibilité d'adapter cette pratique pour les enfants de 4 et 5 ans fréquentant les services de garde éducatifs et nous suggérons au personnel éducateur une activité en orthographes approchées à réaliser avec les enfants.

Depuis plus d'une trentaine d'années, de nombreux chercheurs tentent de mieux comprendre la nature et l'évolution des rapports que l'enfant entretient avec la langue écrite (Alves Martins, 1993; Besse, 1993; Besse et l'ACLE, 2000; Chauveau, 2000; Chauveau et Rogovas-Chauveau, 1989; Chomsky, 1971, 1975, 1979; Ferreiro, 1980, 1984; Ferreiro et Gomez-Palacio, 1988; Ferreiro et Teberosky, 1982; Jaffré, 2000; Montésinos-Gelet et Morin, 2001; Read, 1971, 1986). Ces chercheurs ont permis de montrer que les enfants n'attendent pas d'avoir six ans pour amorcer leur apprentissage de la lecture et de l'écriture (Jaffré, 1990).

Dans le but de connaître et de faire connaître les idées qu'entretiennent les apprentis scripteurs sur l'écrit, de nombreuses recherches ont été réalisées avec des enfants des quatre coins du monde. À la lumière des travaux réalisés dans ce sens, nous remarquons que plusieurs chercheurs ont employé le même outil d'évaluation afin de recueillir des données sur les écrits et les verbalisations des enfants lors de situations de productions écrites. Cet outil est une épreuve d'écriture qui consiste à demander aux enfants d'essayer d'écrire des mots, qui ne sont pas connus à l'écrit par les enfants, et de verbaliser leurs processus mentaux avant, pendant et après la tentative d'écriture. Cette procédure porte le nom d'écritures inventées[1].

La notion d'écritures inventées est née aux États-Unis à la fin des années 1960. Chomsky (1971, 1975, 1979), Read (1971, 1986), Ferreiro (1980, 1984) et Ferreiro et Teberosky (1982) sont les premiers chercheurs à s'être intéressés aux écritures inventées. Dans leurs recherches développementales portant sur le jeune enfant et son rapport à l'écrit, ces chercheurs ont utilisé ce type de situation d'écriture comme outil d'évaluation. Ils ont demandé à de jeunes enfants d'essayer d'écrire des mots, et ce, sans qu'un enseignement formel de l'écriture ne leur ai été offert. Ces chercheurs ont pu ainsi en venir à comprendre les idées que les enfants se font du système d'écriture. Ces travaux ont permis de révéler la présence d'une véritable compétence d'écriture antérieure à toute production normée. En d'autres mots, ils ont démontré « qu'il existe un apprentissage de l'orthographe avant l'orthographe » (Jaffré, 2000, p. 60). Dans la même lignée que ces pionniers, nombreux sont les chercheurs qui ont ensuite utilisé les écritures inventées comme outil de recherche pour évaluer les compétences à l'écrit des jeunes enfants (Besse, 1990, 1993; Charron, 2006; Ferreiro et Gomez-Palacio, 1988; Fijalkow et Fijalkow, 1991; Fijalkow et Liva, 1993; Jaffré, 1992; Jaffré, Bousquet et Massonet, 1999; Montésinos-Gelet, 1999; Montésinos-Gelet et Morin, 2001, 2005; Morin, 2002; Pasa, Creuzet et Fijalkow, 2006). À la lumière des résultats des travaux sur cet objet de recherche, ces

1. Traduction de « *invented spelling* » ou de « *creative spelling* ».

chercheurs ont suggéré que le fait d'encourager des tentatives d'écriture chez les enfants en bas âge est un moyen qui favorise l'appropriation de la langue écrite avant l'enseignement formel et systématique.

1. LES PROGRAMMES ÉDUCATIFS AU QUÉBEC

Dans le programme éducatif des services de garde du Québec (ministère de la Famille et des Aînés, 2007), il est précisé que l'éducatrice a comme rôle d'éveiller les enfants au monde de la lecture et de l'écriture (p. 29). On propose, entre autres, au personnel éducatif de faire la lecture d'albums aux enfants, de les inviter à faire un bricolage pour illustrer une histoire entendue et de dessiner des formes. Les interventions éducatives mises en place par les éducatrices doivent être basées sur le jeu afin que l'enfant ait du plaisir à apprendre.

Les apprentissages en lien avec la lecture et l'écriture réalisés par les enfants en service de garde éducatif et en famille se poursuivront à leur entrée à la maternelle. Le programme de formation à l'éducation préscolaire des écoles québécoises propose six compétences à atteindre, dont l'une, *Communiquer en utilisant les ressources de la langue*, porte sur le développement langagier. « Le langage est un outil important de son développent cognitif, un moyen nécessaire à sa socialisation et à sa connaissance du monde » (ministère de l'Éducation, du Loisir et du Sport, 2001, p. 60). Cette compétence contribue au développement de trois composantes : démontrer de l'intérêt pour la communication orale, comprendre un message et produire un message. L'enseignant du préscolaire doit offrir un environnement riche et stimulant à l'enfant pour qu'il puisse développer ses habiletés de communication à l'oral (engager la conversation, regarder la personne à qui il parle, choisir le mot juste, etc.) et de communication à l'écrit (lire des histoires, demander d'anticiper l'histoire à partir des images de l'album, jouer avec les mots, explorer différentes formes d'écriture spontanée, etc.).

Que ce soit dans les programmes en service de garde éducatif ou à l'éducation préscolaire, les activités en lecture et en écriture se doivent d'être des activités d'éveil et ne doivent pas prendre la forme d'un enseignement formel et systématique comme c'est le cas au premier cycle du primaire. Pour ce faire, l'écriture spontanée est un moyen pour encourager les enfants à faire des tentatives d'écriture de façon informelle. En mettant à la disposition des enfants un coin écriture avec des beaux papiers, différentes sortes de crayons, des tampons encreurs représentant les lettres et des modèles de mots à copier, ils auront l'occasion d'explorer l'écrit tout en s'amusant.

Pour éveiller les jeunes enfants à l'écrit, une pratique novatrice nommée les orthographes approchées[2] est de plus en plus utilisée par les enseignantes du préscolaire. Les orthographes approchées sont des situations d'écriture où les enfants sont invités à écrire des mots selon leurs connaissances du système alphabétique (Charron, 2006). Par exemple, nul besoin de connaître le nom et le son des lettres de l'alphabet pour réaliser ces situations d'écriture. Au contraire, elles permettent aux enfants d'apprendre le nom et le son des lettres de façon contextualisée et significative. Contrairement à l'écriture spontanée où les enfants font de la copie de mots ou des tentatives d'écriture sans qu'un adulte fasse un retour avec l'enfant sur sa production écrite, les orthographes approchées vont un peu plus loin en proposant aux enfants d'expliquer avant, pendant et après leur production écrite les idées qu'ils ont utilisées pour écrire le mot. Ainsi, par les explications recueillies, l'adulte peut mieux situer l'enfant en ce qui concerne ses connaissances liées à la langue écrite.

Charron, en 2006, a documenté la pratique des orthographes approchées d'enseignantes de maternelle durant une année scolaire et a évalué l'impact de cette pratique sur la compréhension du principe alphabétique d'enfants fréquentant la maternelle. Le principe alphabétique signifie la correspondance entre phonème (sons) et graphème (graphies). C'est sur cette étude que s'appuie la suite du présent chapitre.

2. MÉTHODE

2.1. Participants

Cette étude a été menée auprès de cinq enseignantes de maternelle, qui enseignent dans des écoles situées en Montérégie dans des quartiers de milieu socioéconomique moyen ou faible, et de 65 enfants québécois de langue maternelle française, dont 28 filles et 37 garçons âgés en moyenne de 66,2 mois.

2. À l'instar de Montésinos-Gelet et Morin (2001), nous préférons utiliser l'expression « orthographes approchées » à celle plus classiquement utilisée dans les écrits scientifiques soit les « écritures inventées ». En effet, cette nouvelle appellation décrit davantage ce que l'enfant réalise lors d'une situation de production écrite, soit de s'approcher progressivement de la norme orthographique.

2.2. Instrument de mesure et procédure

Avant de commencer l'expérimentation de la pratique des orthographes approchées, une épreuve d'écriture d'orthographes approchées individuelle a été administrée aux enfants en début d'année scolaire (fin septembre à début octobre) afin d'évaluer leur connaissance de la langue écrite à leur entrée à la maternelle. Cette épreuve consistait à demander à l'enfant d'écrire d'abord son prénom pour le mettre en confiance et, ensuite, à tenter d'écrire six mots sélectionnés à partir de différentes caractéristiques structurales. À titre d'exemple[3], la longueur des mots varie (monosyllabe: par exemple, riz; dissyllabe: par exemple, ami; trisyllabe: par exemple, éléphant; et quadrisyllabe: par exemple, macaroni) et différents types de phonogrammes sont présents (unigramme: r-i-a; digramme: ch-an; et trigramme: eau).

Dans cette épreuve, l'enfant est amené à essayer d'écrire des mots avec ses idées, à écrire comme il le pense, comme un *grand* de la maternelle. Lorsque l'enfant a terminé sa production, l'expérimentateur demande à l'enfant de lire ce qu'il vient d'écrire à l'aide du geste du doigt, c'est-à-dire d'interpréter ce qu'il vient d'écrire en pointant ou en soulignant les lettres, les syllabes ou le mot.

3. ANALYSE DES DONNÉES

Pour analyser les productions écrites des enfants, nous avons utilisé différents critères élaborés par Montésinos-Gelet (1999). Dans le cadre de ce chapitre, nous en avons retenu trois: l'extraction phonologique, la combinatoire phonologique et l'exclusivité graphémique. Ces critères relèvent des préoccupations relatives au principe alphabétique, préoccupations importantes à travailler à la maternelle avant l'enseignement formel de la lecture et de l'écriture (Montésinos-Gelet, 1999).

1. L'extraction phonologique renvoie à la capacité qu'un enfant a d'isoler les phonèmes de la langue orale pour ensuite les transcrire à l'écrit. Par exemple, pour écrire le mot *riz*, l'enfant dit entendre le son [i] et il écrit la lettre *i*. Au total, les mots comportaient 27 phonogrammes à extraire.

3. Pour plus de détails, se référer à Bouchard et Charron (2008).

2. La combinatoire phonologique réfère à la capacité qu'un enfant a d'agencer des unités sonores, les consonnes et les voyelles, pour former des syllabes. Par exemple, pour écrire le mot *riz*, l'enfant combine la consonne *r* et la voyelle *i* pour former la syllabe *ri*. Au total, les mots comportaient 12 combinaisons.

3. L'exclusivité graphémique témoigne de la capacité qu'un enfant a de produire des mots écrits en utilisant uniquement des graphèmes présents dans le mot. Par exemple, pour écrire le mot *ami*, l'enfant est exclusif si sa production comprend une, deux ou trois lettres du mot. Toutefois, s'il ajoute des lettres supplémentaires, sa production n'est plus exclusive. Au total, il y avait six mots à écrire.

4. RÉSULTATS DE RECHERCHE ET DISCUSSION

Afin d'évaluer la compréhension du principe alphabétique des 65 enfants de notre projet qui entrent à la maternelle, nous avons analysé leurs productions écrites en début d'année scolaire. Rappelons que la famille ainsi que les services de garde éducatifs, pour certains enfants, leur ont déjà permis de s'éveiller à l'écrit et de découvrir que l'écrit est omniprésent dans leur environnement, et ce, avant même leur entrée scolaire (Stoep, Bakker et Verhoeven, 2002). Par conséquent, il nous semblait réaliste de considérer qu'avant même tout enseignement formel, les enfants avaient réalisés des apprentissages dans ce domaine.

En ce qui concerne le critère d'extraction, les résultats montrent que les enfants qui entrent à la maternelle sont déjà capables d'extraire des sons à l'oral et de les transcrire à l'écrit. Par exemple, dans la

Tableau 10.1
La moyenne des classes en début d'année scolaire selon chacun des critères en fonction des préoccupations relatives au principe alphabétique

Moyenne pour chacun des critères/classes	*Classe 1*	*Classe 2*	*Classe 3*	*Classe 4*	*Classe 5*
Extraction phonologique (27)	4,3	2,6	3,1	2,5	0,4
Combinatoire phonologique (12)	0,5	0,2	0,4	0,2	0,1
Exclusivité graphémique (6)	0,6	0,9	0,4	0,8	0,1

classe 1, les enfants ont en moyenne extrait 4,3 phonogrammes sur un total de 27. Ces résultats permettent de croire que les enfants commencent à comprendre ou comprennent déjà dans une certaine mesure que l'oral et l'écrit sont liés. Sachant que la capacité à extraire est fortement reliée aux habiletés phonologiques, notamment la manipulation d'unités sonores telles que les syllabes, les rimes, les phonèmes, nous pensons que ces enfants ont peut-être réalisé des activités avec leur famille, avant leur entrée à la maternelle, permettant ainsi de développer leur sensibilité phonologique. Par exemple, avec son éducatrice, l'enfant trouve à l'oral des mots qui riment avec son prénom et, ensuite, l'éducatrice invite l'enfant à copier son prénom sur une feuille et elle écrit à côté de celui-ci un mot qui rime avec le prénom de l'enfant (par exemple, Julie, jolie).

Pour ce qui est de la combinatoire phonologique, on observe que peu d'enfants en maternelle ont acquis cette habileté. En effet, pour comprendre la combinatoire phonologique, les enfants doivent faire des manipulations linguistiques plus avancées telles que combiner les unités phonologiques (consonne et voyelle) à l'intérieur des syllabes. De plus, comme les enfants francophones extraient davantage les voyelles que les consonnes, étant donné que les voyelles ont le même son et nom, il arrive souvent qu'ils extraient seulement la voyelle dans la syllabe et représentent la syllabe seulement avec la voyelle. Par exemple, pour écrire le mot chapeau, nombreux sont les enfants qui écriront seulement la lettre a pour transcrire la première syllabe et la lettre o pour transcrire la deuxième syllabe.

Enfin, les résultats du critère d'exclusivité montrent ici aussi que peu d'enfants sont exclusifs en début d'année scolaire. Cela s'explique de différentes façons. Par exemple, les enfants qui ne sont pas capables d'extraire les sons présents dans le mot vont écrire différentes lettres qui ne sont pas nécessairement celles qui le composent (par exemple, l'enfant écrit btcret pour *ami*) ou les enfants qui extraient seulement une ou deux lettres d'un mot peuvent croire qu'un mot doit être composé de quatre ou cinq lettres minimum et ajouter des lettres inutiles dans un souci quantitatif (par exemple, l'enfant écrit ri pour le mot *riz* et ajoute ensuite trois lettres rieee, car selon lui, il est impossible que le mot *riz* compte deux lettres).

En résumé, les résultats de ces trois critères témoignent que les enfants ont d'ores et déjà un début de compréhension du principe alphabétique. Il est important de mentionner que ces enfants n'écrivaient pas forcément de façon lisible, mais qu'ils manifestaient beaucoup d'efforts pour faire des liens entre l'oral et l'écrit. Par ailleurs, les enfants semblaient motivés à faire des tentatives d'écriture, et ce, même s'ils ne connaissaient pas toutes les lettres de l'alphabet.

5. PRÉSENTATION DE LA DÉMARCHE DIDACTIQUE DES ORTHOGRAPHES APPROCHÉES

Après avoir rencontré les enfants en début d'année scolaire, l'expérimentation a commencé. Les cinq enseignantes ont été invitées à réaliser des situations d'écriture en orthographes approchées avec leurs élèves. Dans chacune des cinq classes, les enseignantes ont réalisé durant 25 semaines consécutives des pratiques enseignantes d'orthographes approchées personnalisées, c'est-à-dire qu'elles planifiaient individuellement leurs pratiques et qu'elles décidaient de la fréquence de pratiques par semaine. Préalablement à ce travail de planification et de réalisation, les enseignantes avaient reçu une formation sur les orthographes approchées durant l'année qui précédait l'étude à raison d'une journée par mois. Cette formation avait pour objectif de les outiller en ce qui concerne les situations d'écriture à la maternelle et l'analyse de productions écrites d'enfants.

Durant l'expérimentation, nous avons recueilli de façon hebdomadaire les pratiques déclarées d'orthographes approchées de chacune des enseignantes. À partir de l'analyse des 80 pratiques déclarées d'orthographes approchées d'enseignantes de maternelle, nous avons développé une démarche didactique des orthographes approchées composée de six phases (Charron, 2006):

1. **Contexte d'écriture et choix du mot**: contextualiser l'activité d'écriture (à partir d'un thème, d'un album de littérature de jeunesse, etc.) et sélectionner le mot à écrire avec les enfants.
2. **Consignes de départ pour le projet d'écriture, regroupement de travail et tâches des élèves**: renseigner les enfants sur l'activité d'écriture qu'ils ont à réaliser tels le regroupement à privilégier (en collectif, en individuel ou en petits groupes) et les tâches qu'ils doivent se partager (scripteur, responsable de l'alphabet, responsable de la gomme à effacer).
3. **Tentatives d'écriture et échanges de stratégies d'écriture**: encourager les enfants à écrire un mot avec leurs idées, à se questionner, à douter, à partager leurs idées sur leurs connaissances entourant le système alphabétique, à échanger des idées sur les stratégies d'écriture utilisées et à chercher l'orthographe du mot.
4. **Retour collectif sur le mot**: rassembler les idées et les stratégies des enfants et leur offrir l'occasion de découvrir et d'apprendre de nouvelles connaissances se rapportant à l'écrit.

5. **Présentation de la norme orthographique**: inviter les enfants à trouver la norme orthographique des mots ou la présenter aux élèves. Faire observer aux enfants les lettres qui se trouvent à la fois dans leur tentative d'écriture initiale et dans le mot normé.
6. **Conservation des traces et réutilisation des mots**: conserver les traces écrites des enfants et offrir des contextes qui permettent de réutiliser les mots que les enfants ont tenté d'écrire lors de situations d'écriture en orthographes approchées afin que les enfants puissent consolider leurs connaissances orthographiques.

Précisons que cette démarche didactique n'est pas une recette, mais bien un support pour soutenir les enseignantes dans la réalisation de cette approche. L'analyse des résultats montre que la pratique des orthographes approchées peut être exploitée de différentes façons en variant le contexte de départ (déclencheur de la situation d'écriture) et le regroupement de travail. De plus, la gestion du temps, la fréquence durant la semaine et les objectifs éducatifs visés sont des variables à prendre en considération lors de la mise en place de telles activités (Charron, Montésinos-Gelet et Morin, accepté).

CONCLUSION: RÉFLEXION SUR L'ADAPTATION DE LA DÉMARCHE DIDACTIQUE DES ORTHOGRAPHES APPROCHÉES POUR LES ENFANTS DE 4 ET 5 ANS QUI FRÉQUENTENT LES SERVICES DE GARDE ÉDUCATIFS

Sachant que le programme éducatif encourage le personnel éducateur à éveiller les jeunes enfants au monde de la lecture et de l'écriture, est-ce qu'il serait réaliste de proposer aux enfants de 4 et 5 ans fréquentant les services de garde éducatifs de vivre des situations d'écriture en orthographes approchées? Est-ce que la démarche didactique des orthographes approchées nécessiterait une adaptation pour mieux correspondre au développement de ces enfants? Concrètement, quelle forme pourrait prendre les situations d'écriture?

À notre avis, la démarche didactique des orthographes approchées pourrait s'appliquer en services de garde éducatifs, mais en adaptant certaines phases, notamment en ce qui concerne les trois dernières phases qui demandent aux enfants d'expliciter leurs stratégies d'écriture et d'être attentifs aux informations données par l'éducatrice en ce qui concerne la langue écrite. Pour confirmer notre intuition concernant la possibilité d'adapter cette pratique en service de garde éducatif et pour s'assurer que la démarche des orthographes approchées est réaliste avec des enfants de 4 et 5 ans, des travaux de recherche sur cet objet sont requis. Entre autres, il serait intéressant de vivre une recherche collaborative avec des éducatrices où nous pourrions réfléchir ensemble à l'adaptation de la démarche didactique des orthographes approchées pour des enfants de 4-5 ans. Afin de bien comprendre les assises théoriques qui sous-tendent les orthographes approchées, il faudrait former les éducatrices et leur offrir un soutien pour l'instauration de ces activités d'écriture avec leur groupe d'enfants.

À titre d'illustration, nous proposons une activité d'écriture en orthographes approchées à réaliser avec des enfants de 4 et 5 ans. Pour commencer, l'éducatrice choisit avec les enfants un album de littérature jeunesse, par exemple, le livre *Petits bobos*[4]. Elle fait la lecture de l'album aux enfants en prenant soin de leur présenter le titre du livre, de leur montrer les images, de leur faire anticiper la suite de l'histoire, de leur expliquer les mots plus difficiles à comprendre, etc. Après cette lecture active, l'éducatrice demande aux enfants s'ils savent comment s'écrit le mot *bobo* étant donné qu'il revient à quelques reprises dans le livre. « Dans le livre, Léo et Lola, les lapins jumeaux, parlent de bobos. Est-ce que vous savez comment écrire ce petit mot ? » En grand groupe, l'éducatrice peut encourager les enfants à lui dire les sons qu'ils entendent dans le mot. « Si je dis le mot *bobo* (répéter plusieurs fois le mot), quel(s) son(s) entend-on ? » Comme ils ne connaissent pas toutes les lettres de l'alphabet, l'éducatrice peut les aider à trouver les lettres en faisant des liens avec les prénoms des enfants du groupe. Par exemple, si un enfant s'appelle Olivier, elle peut utiliser ce prénom pour donner un indice. « Est-ce qu'on entend dans *bobo* la première lettre du prénom d'Olivier (répéter doucement *Olivier* et *bobo*) ? » Puis, elle peut faire la même chose avec la lettre *b*.

Lorsque l'on fait des orthographes approchées, il est judicieux de partir des prénoms des enfants, car il y a présence d'un lien affectif et c'est souvent un des premiers mots qu'ils apprennent à écrire. Il peut donc être utile d'afficher sur des cartons assez grands la liste des prénoms des enfants dans le local. L'éducatrice peut écrire sur un tableau ou sur une grande feuille l'orthographe du mot et faire des liens avec les prénoms des enfants et jouer avec la langue. « Qui a la lettre *b* dans son prénom ? Qui a la lettre *o* dans son prénom ? Est-ce que tu connais un mot qui rime, qui se termine comme *bobo* ? (auto, vélo, moto, etc.). » Pour terminer, elle peut montrer aux enfants que le mot *bobo* est écrit

4. E. Merel et M. Brigitte (2007). *Petits bobos*, Toulouse, Milan éditeur, coll. « Léo et Lola ».

dans le titre du livre et trouver dans le local un endroit où afficher les mots découverts lors d'activités d'écriture en orthographes approchées, si les enfants veulent jouer à copier des mots.

En guise de conclusion, la pratique des orthographes approchées en contexte préscolaire s'est avérée efficace (Charron, 2006), d'où la pertinence de se questionner sur sa transposition en services de garde éducatifs. La pratique des orthographes approchées est une activité ludique contextualisée et significative où les jeunes enfants partent à la découverte de l'écriture d'un mot. Les enfants doivent avoir du plaisir à jouer avec les sons, les lettres et les mots. Leur participation et leur motivation sont de bons indices pour s'assurer qu'ils aiment vivre ces activités. Choisissez avec eux des mots qui ont du sens et l'activité sera une réussite. Et si le prochain mot à deviner était *papa* ou *maman*?

RÉFÉRENCES

ALVES MARTINS, M. (1993). « Conceptualisations enfantines sur la langue écrite, conscience phonémique et apprentissage de la lecture », dans G. Chauveau *et al.*, *L'enfant apprenti lecteur: l'entrée dans le système écrit*, Paris, L'Harmattan INRP.

BESSE, J.-M. (1990). « L'enfant et la construction de la langue écrite », *Revue française de pédagogie, 90*, p. 17-22.

BESSE, J.-M. (1993). « L'activité conceptualisatrice de l'enfant face à l'écrit », dans J.-P. Jaffré, L. Sprenger-Charolles et M. Fayol (dir.), *Lecture-écriture: Acquisition. Les actes de La Villette*, Paris, Nathan pédagogie, p. 230-252.

BESSE, J.-M. et l'ACLE (2000). *Regarde comme j'écris! Écrits d'élèves, regards d'enseignants*, Paris, Magnard.

BOUCHARD, C. et A. CHARRON (2008). « Je m'exprime: le développement du langage et la littératie de 3 à 5 ans », dans C. Bouchard (dir.), *Le développement global de l'enfant de 0 à 5 ans en contextes éducatifs*, Québec, Presses de l'Université du Québec.

CHARRON, A. (2006). *Les pratiques d'orthographes approchées d'enseignantes de maternelle et leurs répercussions sur la compréhension du principe alphabétique chez les élèves*, Montréal, Université de Montréal, Faculté des sciences de l'éducation. Thèse de doctorat.

CHARRON, A., I. MONTÉSINOS-GELET et M.-F. MORIN (accepté). « Description et catégorisation des pratiques déclarées d'orthographes approchées d'enseignantes du préscolaire », *Revue des sciences de l'éducation*.

CHAUVEAU, G. (2000). « Des difficultés de lecture avant 6 ans », *A.N.A.E., 57*, p. 62-63.

CHAUVEAU, G. et É. ROGOVAS-CHAUVEAU (1989). « Les idées des enfants de 6 ans sur la lecture-écriture », *Psychologie scolaire, 68*, p. 7-28.

CHOMSKY, C. (1971). « Write first, read later », *Childhood Education, 47*, p. 296-299.

CHOMSKY, C. (1975). « Invented spelling in the open classroom, Child language today », *Word*, n° spécial, p. 499-518.

CHOMSKY, C. (1979). « Approaching reading through invented spelling », dans P. Weaver et L.B. Resnick (dir.), *The Theory and Practice of Early Reading, 2*, Hillsdale, Lawrence Erlbaum Associates, p. 43-65.

FERREIRO, E. (1980). « The relationship between oral and written language : the children viewpoints, contribution à la pré-convention de St-Louis », dans Y. Goodman *et al.*, (dir.), *Oral and Written Language Development Research : The Impact on Schools*, Urbana, NCTE, p. 47-56.

FERREIRO, E. (1984). « The underlying logic of literacy development », dans H. Goelman *et al.* (dir.), *Awakening to Literacy*, Exeter, Heinemann, p. 154-173.

FERREIRO, E. et M. GOMEZ-PALACIO (1988). *Lire-écrire à l'école : comment s'y prennent-ils ?*, Lyon, Centre régional de documentation pédagogique.

FERREIRO, E. et A. TEBEROSKY (1982). *Literacy before schooling*, Exeter, Heinemann.

FIJALKOW, J. et E. FIJALKOW (1991). « L'écriture inventée au cycle des apprentissages. Études génétiques », *Les Dossiers de l'Éducation, 18*, p. 125-167.

FIJALKOW, J. et A. LIVA (1993). « Clarté cognitive et entrée dans l'écrit : construction d'un outil d'évaluation », dans J.-P. Jaffré, L. Sprenger-Charolles et M. Fayol (dir.), *Lecture-écriture : Acquisition. Les actes de La Villette*, Paris, Nathan pédagogie, p. 203-229.

JAFFRÉ, J.-P. (1990). « L'orthographe : avec ou sans erreur », *Recherche en éducation, 1*, p. 3-7.

JAFFRÉ, J.-P. (1992). « Le traitement élémentaire de l'orthographe : les procédures graphiques », *Langue française, 95*, p. 27-48.

JAFFRÉ, J.-P. (2000). « Ce que nous apprennent les orthographes inventées », dans C. Fabre-Cols (dir.), *Apprendre à lire des textes d'enfants*, Bruxelles, De Boeck et Ducolot, p. 145-159.

JAFFRÉ, J.-P., S. BOUSQUET et J. MASSONET (1999). « Retour sur les orthographes inventées », dans J. Fijalkow (dir.), *Des enfants, des livres et des mots*, Toulouse, Presses universitaires du Mirail, p. 91-107.

MEREL, E. et M. BRIGITTE (2007). *Petits bobos*, Toulouse, Milan éditeur, coll. « Léo et Lola ».

MINISTÈRE DE L'ÉDUCATION DU QUÉBEC (2001). *Programme de formation de l'école québécoise. Éducation préscolaire, enseignement primaire* (version approuvée), Québec, Québec.

MINISTÈRE DE LA FAMILLE ET DES AÎNÉS (2007). *Accueillir la petite enfance : le programme éducatif des services de garde du Québec*, Québec, Québec.

MONTÉSINOS-GELET, I. (1999). « La construction de la dimension phonogrammique du français écrit », dans J. Fijalkow (dir.), *Des enfants, des livres et des mots*, Toulouse, Presses universitaires du Mirail, p. 91-107.

MONTÉSINOS-GELET, I. et M.-F. MORIN (2001). « S'approcher de la norme orthographique en 1re année du primaire : qu'en est-il de la pluralité des conceptions linguistiques ? », *Archives de Psychologie, 69*, p. 159-176, 270-271.

MONTÉSINOS-GELET, I. et M.-F. MORIN (2005). « The impact of a cooperative approximate spelling situation in a kindergarten setting. L1 », *Educational Studies in Language and Literature, 5*(3), p. 365-383.

MORIN, M.-F. (2002). *Le développement des habiletés orthographiques chez des sujets francophones entre la fin de la maternelle et de la première année du primaire.*Thèse de doctorat inédite, Université Laval, Québec, Canada.

PASA, L., V. CREUZET et J. FIJALKOW (2006). « Écriture inventée : pluralité des traitements et variabilité selon la structure syllabique », *Éducation et Francophonie, XXXIV*(2), p. 149-167.

READ, C. (1971). « Pre-School children's knowledge of English phonology », *Harvard Educational Review, 41*, p. 1-34.

READ, C. (1986). *Children's Creative Spelling,* Londres, Routledge et Kegan Paul.

STOEP, J., J. BAKKER et L. VERHOEVEN (2002). « Parental and teacher commitment to emergent literacy development », dans L. Verhoeven, C. Elbro et P. Reitsm (dir.), *Precursors of functional literacy,* Philadelphie, John Benjamins Publishing Company, p. 249-264.

Conclusion

Pour soutenir le développement du langage et de la littératie
Quelques balises à retenir

Gilles Cantin, Caroline Bouchard et Annie Charron
Université du Québec à Montréal

RÉSUMÉ

Ce chapitre propose une réflexion synthèse réalisée à partir des divers travaux de recherche présentés dans cet ouvrage collectif. Il en ressort plusieurs pistes de travail pouvant guider les éducatrices des services de garde dans leurs pratiques éducatives en matière de développement du langage et de la littératie chez les jeunes enfants.

Dans cette conclusion, nous vous proposons une réflexion synthèse sous l'angle des pratiques éducatives en matière de soutien au développement du langage et de la littératie. En d'autres termes, à partir des divers chapitres de cet ouvrage collectif, nous tenterons de faire ressortir certains des éléments susceptibles de guider les intervenantes du milieu des services de garde à la petite enfance dans leur travail quotidien auprès des jeunes et de leur famille. Nous reprenons en quelque sorte l'exercice réalisé lors de la séance de clôture du colloque *Langage et littératie chez l'enfant en services de garde éducatifs,* tenu à l'ACFAS en mai 2008, où plusieurs de ces travaux de recherche ont été présentés. D'entrée de jeu, il faut préciser que le matériel présenté par les collègues chercheurs est riche et abondant, ce qui rend le travail de synthèse d'autant plus difficile. D'autre part, bien que les travaux de recherche décrits dans ce collectif abordent tous le même thème du développement du langage et de la littératie chez le jeune enfant, il faut aussi reconnaître que les perspectives utilisées sont multiples. Cela n'est guère étonnant puisque le sujet étant à la fois vaste et complexe, il peut être traité sous une multitude d'angles.

1. LANGAGE ET LITTÉRATIE : SUR UN MÊME CONTINUUM

Un premier constat émerge de l'ensemble des textes : le langage et l'éveil à l'écrit sont étroitement reliés, voire indissociables. Ils s'inscrivent sur un même continuum débutant très tôt dans la vie de l'enfant. Certes, l'un précède l'autre, puisque la pleine maîtrise du langage oral facilite considérablement la maîtrise du langage écrit, mais éventuellement, ces deux formes de langage en viendront à s'enrichir mutuellement lorsque l'enfant les maîtrisera suffisamment. Selon les textes, on reconnaît aussi que dans cette progression, tout retard sur le plan langagier s'accompagne d'une plus grande difficulté dans l'apprentissage de l'écrit. Par conséquent, pour prévenir les difficultés d'apprentissage en lecture et en écriture, il faut avant tout soutenir efficacement le développement du langage. Un autre type de piste d'intervention pour prévenir de telles difficultés est de sensibiliser le jeune enfant à l'écrit de manière naturelle et ludique. Il est clair pour la grande majorité des auteurs, sinon la totalité, que la littératie commence bien avant l'entrée de l'enfant dans le parcours scolaire. Tremblay, Bigras et Veillette (chapitre 7) nous permettent de constater que des activités favorisant la stimulation du langage, mais aussi des habiletés en lecture, peuvent même débuter entre 2,5 et 11 mois. Elles observent également que le fait de vivre très tôt dans la vie des activités de lecture partagées avec un adulte, de même que la durée de ces périodes, s'associe de manière significative au développement cognitif de l'enfant. Il s'avère dès lors inapproprié de penser, comme certains pourraient être tentés de le faire, que l'on ne doit se préoccuper de l'éveil à l'écrit qu'à l'arrivée de l'enfant dans le milieu scolaire. L'éducatrice doit être pleinement consciente de ces faits pour réaliser toute la portée de gestes simples qu'elle est amenée à poser au fil des jours et dont les impacts sur le développement de l'enfant sont déterminants. Pour plusieurs, il est encore difficile de concevoir que les expériences précoces en matière de langage vécues par le jeune enfant auront des conséquences sur son apprentissage ultérieur du langage écrit. Toutes ces considérations apportent de nouveaux arguments en faveur de la reconnaissance de la valeur du travail réalisé par les éducatrices auprès des enfants en bas âge.

2. LANGAGE ET LITTÉRATIE: INÉGALITÉ DES CHANCES

Un second constat se dégage de la lecture des textes: les enfants ne sont pas tous égaux devant cet apprentissage essentiel du langage et de la littératie. Si pour un grand nombre d'enfants, le langage est appris sans que les adultes qui l'entourent aient à lui enseigner *comment* parler, il n'en demeure pas moins que d'autres enfants n'auront pas la même facilité et qu'ils auront besoin d'un soutien particulier. Les causes de ces difficultés sont souvent multiples; il peut s'agir de causes physiologiques, d'un environnement familial moins propice à l'apprentissage du langage, etc. Quoi qu'il en soit, le soutien constant d'un adulte attentif et conscient des meilleures stratégies pour favoriser le langage demeure un facteur de protection important pour prévenir l'apparition de telles difficultés. En ce sens, l'éducatrice peut faire une différence et contribuer à minimiser les effets des facteurs de risque auxquels sont soumis certains enfants. Comme le soulignent Sylvestre et ses collègues (chapitre 1), plus le nombre de facteurs de risque auxquels est soumis un enfant est grand, plus son développement langagier sera compromis. Par conséquent, il devient utile pour l'éducatrice de reconnaître la présence de tels facteurs, mais aussi, de travailler en prévention, en offrant aux enfants un environnement riche et aidant sur le plan langagier.

Donc, l'éducatrice peut faire une différence pour le jeune enfant en matière de développement langagier et de littératie. Mais quelles sont les meilleures stratégies pour y parvenir? Il nous semble essentiel de porter attention à ce point, car nous avons observé à maintes reprises que lorsqu'il est question de soutenir le développement du langage et de la littératie du jeune enfant, certains semblent avoir tendance à croire qu'il faut nécessairement recourir à un enseignement plus formel, que le jeu ne convient plus pour ce type d'apprentissage. Il s'agit d'un débat qui fait régulièrement surface depuis plusieurs décennies. Ce fut le cas récemment aux États-Unis autour du financement des programmes Head Start s'adressant aux enfants de milieux défavorisés de 3 à 5 ans. Pour certains auteurs, dont Whitehurst (2001), pour préparer les enfants à connaître une meilleure réussite scolaire, il faudrait revaloriser une approche centrée sur le contenu et favoriser un enseignement plus formel de certains concepts comme les lettres et les chiffres. Pour d'autres, tel Elkind (2001), les programmes éducatifs doivent se centrer avant tout sur les intérêts des enfants et tenir compte de leur niveau de développement afin d'éviter de les soumettre à des activités pour lesquelles ils ne sont pas prêts. Alors que ce débat trouve des échos un peu partout dans le monde, les éducatrices du Québec peuvent avoir plus d'affinités pour un courant de pensée ou pour l'autre. Toutefois, il faut reconnaître qu'il existe une balise, soit le programme éducatif des services de garde du Québec (ministère de la Famille et des Aînés, 2007), qui leur demande d'adopter des pratiques s'inscrivant nettement dans la seconde perspective, soit celle d'une approche centrée sur l'enfant et non sur le contenu.

3. SOUTENIR LE DÉVELOPPEMENT LANGAGIER ET DE LA LITTÉRATIE SELON UNE APPROCHE CENTRÉE SUR L'ENFANT

Les divers textes présents dans ce collectif ont le mérite de nous démontrer qu'il existe de nombreux moyens d'aider les enfants à se développer à la fois sur le plan du langage et de la littératie, dans un contexte ludique tout à fait cohérent avec le programme éducatif actuel. Ainsi, Bolduc et Vachon (chapitre 6) nous confirment que certaines interventions reconnues pour soutenir le développement langagier peuvent se transposer dans un médium apprécié des enfants, soit la musique. En ce sens, ils nous proposent des pistes d'intervention concrètes qui permettent de tirer profit d'activités connues et appréciées, comme les comptines et chansons pour favoriser la conscience de la rime, la conscience syllabique et le traitement séquentiel qui constituent autant d'habiletés préalables à la lecture et à l'écriture.

Plusieurs autres auteurs s'accordent également pour souligner le grand potentiel présent dans les situations de lecture partagée avec les enfants. Ainsi, Guay et ses collègues (chapitre 9) rappellent les principes de base de la lecture interactive, qui repose notamment sur sept techniques particulières qu'une éducatrice trouvera relativement facile, avec un minimum de formation, d'utiliser dans le contexte de son travail quotidien. Il est impressionnant de constater que seulement trois séances de 10 minutes par semaine de lecture interactive donnent déjà des résultats. On peut facilement imaginer que le recours à ces principes pourrait se transférer dans divers autres moments de vie avec les enfants et que les gains n'en seraient que plus importants.

Au chapitre 8, Lefebvre présente les avantages de la lecture partagée pour prévenir les difficultés d'apprentissage en lecture et en écriture. Encore ici, de manière tout à fait ludique et adaptée à l'âge des jeunes enfants, il propose des moyens de tirer pleinement profit de ces moments partagés avec les enfants. La stratégie du pseudo-mot nous a semblé particulièrement amusante et appropriée pour enrichir de manière stimulante ces moments avec les enfants.

Dans un autre texte, Japel et ses collègues (chapitre 3) proposent une intervention portant toujours sur la lecture partagée, mais en misant plus particulièrement sur l'accroissement du vocabulaire des jeunes enfants vivant dans un contexte de défavorisation. Cette équipe a développé une trentaine d'histoires où de nouveaux mots de vocabulaire sont présentés aux enfants. Cette préoccupation pour l'accroissement du vocabulaire rappelle la nécessité pour l'éducatrice d'offrir un modèle langagier riche et stimulant pour le jeune enfant. En ce sens, il ne semble pas étonnant de constater qu'une étude réalisée dans une dizaine de pays démontre que de meilleures performances langagières des enfants sont reliées à une plus grande scolarité des éducatrices (Montie, Xiang et Schweinhart, 2006). La richesse du vocabulaire que maîtrise un enfant a de nombreux impacts, notamment quant à sa capacité d'établir des interactions avec les autres, comme nous le démontrent Bouchard et ses collègues (chapitre 2). On trouve là une confirmation du principe de base du programme éducatif des services de garde du Québec, insistant sur le fait que le développement est global, et que chacune des dimensions du développement influence les autres.

Toujours au chapitre des moyens pouvant contribuer à soutenir le développement langagier et de la littératie des enfants, Vachon et ses collègues (chapitre 5) présentent un programme novateur Jouons avec Cornemuse et ses amis, qui s'appuie sur la populaire émission du même nom. Disponible bientôt pour les divers milieux de garde, ce programme de stimulation langagière et d'éveil à l'écrit offre un ensemble d'activités destinées aux jeunes enfants qui peuvent se vivre autant à la maison qu'en CPE. Les résultats observés démontrent bien le potentiel de ce programme.

Finalement, Charron (chapitre 10) nous invite à réfléchir au potentiel d'une approche qui a fait ses preuves dans les classes de maternelle, soit les orthographes approchées. Pas encore expérimentée auprès d'enfants de moins de cinq ans, cette approche peut se transposer chez les plus jeunes, avec certaines adaptations. L'auteure nous propose quelques pistes de travail démontrant qu'il s'agit encore là d'un moyen pour favoriser le développement de la littératie des jeunes enfants dans un contexte ludique, propice à soutenir leur intérêt. Évidemment, des recherches en ce domaine devront être entreprises afin de valider cette hypothèse de travail.

4. LES CONDITIONS REQUISES POUR SOUTENIR LE DÉVELOPPEMENT DU LANGAGE ET DE LA LITTÉRATIE

Comme on peut le constater, il existe de nombreux moyens qui, tout en s'inscrivant pleinement dans le programme éducatif des services de garde à la petite enfance, peuvent être introduits dans les pratiques quotidiennes des éducatrices, sans modifier considérablement leurs pratiques actuelles. En fait, certains des moyens évoqués par les auteurs correspondent à des activités souvent présentes dans les programmes actuels des milieux de garde. Par exemple, plusieurs éducatrices racontent régulièrement des histoires aux enfants, utilisent des comptines et des chansons chaque jour, etc. Cependant, il semble que ce ne soit pas suffisant en soi. Comme nous le rappellent Japel et ses collègues (chapitre 3), les résultats des études menées au Québec sur la qualité des services de garde soulèvent des questions quant aux capacités de ces milieux à offrir un environnement stimulant pour le soutien au développement du langage et de la littératie. Pour y parvenir encore plus systématiquement, diverses conditions nous semblent nécessaires.

4.1. Viser l'intentionnalité

D'une part, il faut évidemment que tous soient conscients de la nécessité de soutenir le développement langagier et de la littératie, et ce, dès le plus jeune âge. Cette prise de conscience doit également concerner les moyens à mettre de l'avant pour offrir un tel soutien. Comme on a pu le constater, il y a plusieurs façons d'appuyer cet aspect du développement, ce qui laisse une part de choix aux éducatrices. D'autre part, quel que soit le médium privilégié pour soutenir le langage et la littératie (utilisation du livre, de la musique, etc.), l'éducatrice doit développer une véritable intentionnalité. En d'autres mots, il nous semble nécessaire que l'éducatrice soit en mesure de bien comprendre le développement de l'enfant ainsi que les habiletés en matière de langage et de littératie qu'elle souhaite favoriser en particulier. Elle doit également maîtriser et appliquer systématiquement des interventions reconnues pour leur efficacité afin de soutenir l'enfant. Sans cette intentionnalité, bien des situations présentant un riche potentiel d'apprentissage demeurent en quelque sorte stériles, ou du moins sous-exploitées. Il s'agit là d'un point crucial puisqu'en matière de prévention, il faut se rappeler que ce sont les enfants, que les circonstances ont rendus moins disponibles à l'apprentissage, qui ont le plus besoin de côtoyer des éducatrices capables de tirer profit de toutes les situations pour ainsi favoriser intentionnellement leurs apprentissages. Cette intentionnalité permet à l'éducatrice de faire une utilisation systématique et prolongée des moyens reconnus. Cela nous semble essentiel, car pour que ces moyens soient efficaces, les enfants doivent pouvoir vivre ces expériences sur une base régulière et continue.

Autre avantage de l'intentionnalité, elle permet à l'éducatrice de communiquer plus facilement ses intentions éducatives aux parents, et peut-être même, de les aider à mieux comprendre le développement de leur enfant. En effet, il arrive parfois que des parents préoccupés de l'éducation de leur enfant nourrissent de trop grandes attentes à son égard en matière de langage et de littératie. Ou encore, à l'inverse, que des parents considèrent que leur enfant est trop jeune pour qu'on lui fasse la lecture ou qu'on l'invite à s'essayer à écrire des mots. Dans tous ces cas, en discutant avec eux, l'éducatrice peut les aider à observer leur enfant et à choisir des expériences stimulantes appropriées à son âge. Bien connaître le développement de l'enfant, ainsi que les approches appropriées aux divers stades de développement, constituent par conséquent un point de départ pour collaborer en ce domaine avec les parents, tout en protégeant l'enfant contre des pressions inutiles ou un manque de stimulation.

4.1.1. Assurer la formation et le perfectionnement

Toute cette discussion nous amène à la question de la formation qui semble être une autre condition incontournable pour la mise en place de pratiques réellement aidantes pour le développement langagier et de la littératie. Une meilleure formation de base est assurément requise pour être en mesure de viser l'intentionnalité. Malheureusement, quand on constate que le plus récent programme de formation en Techniques d'éducation à l'enfance (ministère de l'Éducation, 2000) accorde moins de place à ce thème, on ne peut s'empêcher d'éprouver des inquiétudes[1] pour les prochaines années. Par ailleurs, quelle que soit la qualité de la formation de base, il faudra également assurer une formation continue

1. En fait, alors que le programme de formation précédent incluait de manière obligatoire, pour tous les collèges œuvrant à la formation du personnel éducateur des services de garde éducatifs, un cours sur le soutien au développement du langage, le programme actuel laisse le choix aux différents établissements d'insérer ou non un cours sur ce thème.

et un soutien aux éducatrices en fonction dans les milieux. Pour qu'elles soient en mesure de bien intervenir, ces éducatrices doivent pouvoir compter sur des outils, et les chapitres de cet ouvrage collectif en identifient plusieurs, mais aussi sur une formation quant à leur utilisation adéquate. Sans de telles mesures de perfectionnement, il devient difficile pour le personnel éducateur de développer et de maintenir une véritable intentionnalité.

4.1.2. Collaborer à la prévention et à la stimulation

Autre condition requise pour soutenir les enfants adéquatement, la prévention est un travail de collaboration à divers niveaux : famille, milieu éducatif, ressources externes professionnelles. À ce propos, Roy et ses collègues (chapitre 4) font ressortir que la disponibilité d'une orthophoniste en CLSC pour les éducatrices se traduit notamment par une plus grande collaboration. Plus précisément, les éducatrices ayant plus d'occasions de collaborer avec une orthophoniste œuvrant en CLSC sont portées à référer les enfants plus rapidement. Quand on sait l'importance d'intervenir tôt pour une plus grande efficacité de l'aide, il s'agit là d'un argument de taille en faveur du travail en collaboration. Dans une perspective écologique, les moyens présentés par certains auteurs (Vachon *et al.*, chapitre 5 ; Guay *et al.*, chapitre 9) engagent également la famille, ce qui permet d'optimiser l'intervention auprès des enfants, tout en contribuant à soutenir les compétences parentales. Dans les prochaines années, un défi pour le milieu des services de garde sera de poursuivre le développement des liens de collaboration avec les autres organismes, par exemple les Centres de santé et de services sociaux (CSSS/CLSC), pour optimiser le travail de prévention.

4.2. Rôle de l'éducatrice

En terminant, bien que ce point ne soit pas abordé de manière explicite, les divers textes nous amènent à réfléchir au rôle de l'éducatrice, tout en soulignant son impact dans la vie du jeune enfant.

4.2.1. Témoigner du développement de l'enfant

Compte tenu des principes de base du programme éducatif des services de garde du Québec, l'éducatrice doit être une bonne observatrice. Elle doit pouvoir suivre et documenter le développement des enfants, leurs intérêts. Cette observation continue permet de connaître l'enfant et d'identifier du matériel, des situations qui vont lui permettre d'aller au bout de ses intérêts et d'apprendre. Ainsi, si une éducatrice constate la grande curiosité de Yaël et Jérémie pour les fleurs colorées, elle pourra s'assurer de rendre disponibles des livres illustrés sur ce thème pour avoir l'occasion d'en discuter avec les enfants, de découvrir le nom de nouvelles fleurs, de proposer d'en faire pousser, etc. L'observation est la première étape du processus éducatif et elle demeure tout aussi importante dans un domaine particulier comme celui du langage et de la littératie.

4.2.2. Dans le doute, accompagner le parent et l'inviter à consulter

L'observation des enfants contribue à actualiser le programme offert au quotidien, mais elle est également indispensable pour le travail de prévention. Ainsi, l'observation attentive des enfants amènera parfois une éducatrice à soupçonner la présence d'une difficulté, d'un retard. Lorsqu'elle croit avoir noté un tel problème, elle a la responsabilité de partager cette information avec le parent. Essentiellement, son rôle consiste à aider le parent à prendre conscience de la situation et à l'encourager à consulter un spécialiste du domaine. Il faut souvent du temps pour que le parent accepte que son enfant vive possiblement une difficulté. Dans son rôle de sensibilisation du parent, l'éducatrice a tout intérêt à s'y prendre tôt, mais aussi à faire preuve d'une grande sensibilité et de patience.

4.2.3. Offrir à l'enfant un environnement des plus stimulants...

Le troisième volet du rôle de l'éducatrice revient plus explicitement dans les propos des différents auteurs. Dans l'ensemble, ils s'accordent pour considérer que l'éducatrice est bien placée pour apporter un soutien significatif à l'enfant, tant dans son développement langagier que de la littératie. Plusieurs d'entre eux proposent des moyens simples et efficaces qui permettent à l'éducatrice de les accompagner progressivement et efficacement dans la découverte du langage parlé et écrit. En définitive, la responsabilité de l'éducatrice demeure avant tout de s'assurer d'offrir à l'enfant une diversité de situations qui lui permettent de vivre des expériences concrètes où il peut utiliser le langage oral et écrit. À ce propos, il nous semble important de souligner que ce sont les enfants qui ont plus d'occasions d'initier par eux-mêmes leurs activités qui ont de meilleurs résultats sur le plan du développement langagier (Montie *et al.*, 2006). Le rôle de l'éducatrice demeure donc d'offrir aux jeunes enfants des occasions de se prendre en charge et d'explorer avant tout leurs propres intérêts.

4.2.4. … tout en prenant la défense de l'enfant

Cela nous amène à considérer une autre responsabilité qui incombe à l'éducatrice, soit celle de représenter l'enfant, de faire valoir son *point de vue* grâce à ce que l'on connaît de son développement. Elle peut ainsi parvenir à le protéger contre d'éventuelles pressions d'adultes qui voudraient lui faire apprendre des notions pour lesquelles il n'est pas encore prêt. Dans un contexte où l'on comprend de mieux en mieux que la réussite scolaire commence dès les premières années de la vie, il peut être tentant, pour reprendre l'image d'Elkind (2001), de considérer la scolarisation comme une espèce de course où les gagnants sont ceux qui partent avant les autres. Il ne faudrait pas oublier que pour réussir, il faut avant tout des bases solides et que ces bases, les enfants les acquièrent grâce à des expériences directes, ludiques et concrètes avec les objets et les personnes. L'éducatrice est particulièrement bien placée pour ramener ce principe de base dans les discussions autour de l'éducation de l'enfant.

CONCLUSION

Le programme éducatif des services de garde du Québec offre aux éducatrices un cadre de référence général qui les confirme dans leurs importantes responsabilités à l'égard du soutien au développement du jeune enfant. Les textes de ce collectif leur offrent des pistes de travail afin de mieux comprendre comment elles peuvent agir au quotidien en matière de développement du langage et de la littératie, voies d'accès privilégiées pour la réussite éducative ultérieure (Duncan *et al.*, 2007; Lonigan *et al.*, 2000; Podhajski et Nathan, 2005; Pullen et Justice, 2003; Snow, 2008; Whitehurst et Lonigan, 1998, 2003). Il est réconfortant de constater que ces pistes sont nombreuses et que leur efficacité est démontrée dans plusieurs cas. Pour que le milieu puisse s'approprier pleinement ces moyens qui s'inscrivent bien dans le programme éducatif des services de garde du Québec, il faudra évidemment consentir des efforts pour assurer la formation des éducatrices. Outre le défi d'assurer le perfectionnement des éducatrices, un autre défi à relever est la conciliation de l'intentionnalité et du plaisir. On sait bien que l'apprentissage du langage oral et écrit se fait beaucoup mieux dans un climat ludique, propice au plaisir. Pour que ce climat soit possible, l'enfant a tout intérêt à vivre au contact d'adultes qui sont heureux dans ce qu'ils font et qui ne se sentent pas tiraillés par des exigences qu'ils comprennent mal. Il serait dommage que le recours systématique à des approches reconnues pour leur efficacité en matière de soutien au développement du langage et de la littératie se traduise par une plus grande difficulté pour les éducatrices à vivre des moments agréables avec les enfants. Partager le plaisir de parler, de lire, de discuter, d'écrire aux gens que l'on aime, autant de moments privilégiés que les jeunes enfants ont besoin de vivre pour développer leur langage oral et écrit.

RÉFÉRENCES

DUNCAN, G.J., C.J. DOWSETT, A. CLAESSENS, K. MAGNUSON, A.C. HUSTON, P. KLEBANOV, L.S. PAGANI, L. FEINSTEIN, M. ENGEL, J. BROOKS-GUNN, H. SEXTON, K. DUCKWORTH et C. JAPEL (2007). « School readiness and later achievement », *Developmental Psychology, 43*(6), p. 1428-1446.

ELKIND, D. (2001). « Young Einstein's : much too early », *Education Matters, 1*(2), p. 9-15.

LONIGAN, C.J., S.R. BURGESS et J.L. ANTHONY (2000). « Development of emergent literacy and early reading skills in preschool children : Evidence form a latent-variable longitudinal study », *Developmental Psychology, 36*(5), p. 596-613.

MINISTÈRE DE L'ÉDUCATION (2000). *Techniques d'éducation à l'enfance : programme d'études,* Québec, Gouvernement du Québec.

MINISTÈRE DE LA FAMILLE ET DES AÎNÉS (2007). *Accueillir la petite enfance : programme éducatif des services de garde du Québec,* Québec, Gouvernement du Québec.

MONTIE, J.E., Z. XIANG et L.J. SCHWEINHART (2006). « Preschool experience in 10 countries : Cognitive and language performance at age 7 », *Early Childhood Research Quarterly, 21,* p. 313-331.

PODHAJSKI, B. et J. NATHAN (2005). « Promoting early literacy through professional development for childcare providers », *Early Education and Development, 16,* p. 23-41.

PULLEN, P.C. et L.M. JUSTICE (2003). « Enhancing phonological awareness, and oral language skills in preschool children », *Intervention in School and Clinic, 39*(2), p. 87-98.

SNOW, C.E. (2008). *Supporting Language Development as Preparation for Literacy Success.* Conférence présentée dans le cadre de la 40e Conférence internationale annuelle de Banff sur les sciences comportementales « Programme efficaces d'apprentissage en petite enfance : recherche, politiques et pratiques », Banff, Canada.

WHITEHURST, G.J. (2001). « Young Einstein's : much too late », *Education Matters, 1*(2), p. 9-21.

WHITEHURST, G.J. et C.J. LONIGAN (1998). « Child development and emergent literacy », *Child Development, 69*(3), p. 848-872.

WHITEHURST, G.J. et C.J. LONIGAN (2003). « Emergent literacy : Development from prereaders to readers », dans S. Neuman et D. Dickinson (dir.), *Handbook of Early Literacy Research,* New York, Guilford Press, p. 11-29.

Notices biographiques

Isabelle Bairati est médecin spécialiste en santé communautaire et épidémiologiste. Elle a obtenu sa spécialité médicale en France, son doctorat en épidémiologie à l'Université Laval et a reçu une formation postdoctorale en épidémiologie à l'Université de Washington. Elle est professeure titulaire à la Faculté de médecine de l'Université Laval et est également médecin-conseil à la Direction de la santé publique de la Capitale Nationale. Son programme de recherche vise, entre autres, à étudier l'impact des services de santé sur le pronostic des patients atteints de cancer et des enfants avec un retard de développement du langage.

Nathalie Bigras, Ph. D., est professeure agrégée au Département d'éducation et pédagogie de l'Université du Québec à Montréal et professeure externe au Département de psychologie. Elle est aussi chercheure principale dans l'équipe de recherche Petite enfance et qualité des services de garde éducatifs. Elle s'intéresse au développement des enfants qui fréquentent les services de garde éducatifs à la petite enfance. Ses recherches actuelles portent sur l'identification des variables des divers contextes de vie de l'enfant: environnement physique et social des services de garde, niveau de qualité des services offerts, caractéristiques sociodémographiques de la famille de l'enfant et caractéristiques de l'enfant lui-même, qui sont liées à son développement cognitif et socioaffectif. Elle s'intéresse aussi à la description des facteurs associés à l'accès aux services de garde pour les enfants issus de familles vulnérables. Ses plus récents travaux portent sur l'évaluation d'un programme visant à soutenir la qualité dans les services de garde éducatifs à la petite enfance.

Bénédicte Blain-Brière, B. Sc., est titulaire d'un baccalauréat en psychologie de l'Université du Québec à Montréal. Elle y a rédigé une thèse de spécialisation en analyse du comportement qui traitait du développement cognitif et socioaffectif d'enfants dont les parents sont nés au Québec ou dans un pays en développement. Bénédicte Blain Brière est présentement doctorante en psychologie à cette même université et ses travaux de recherche portent sur l'influence des fonctions exécutives dans le développement des habiletés sociocommunicationnelles des enfants.

Jonathan Bolduc est titulaire d'un baccalauréat en musique et d'une maîtrise en didactique du français de l'Université de Montréal, ainsi que d'un doctorat en éducation musicale de l'Université Laval. Ses recherches portent sur les impacts de la musique sur l'apprentissage au préscolaire et au primaire, particulièrement en éveil à l'écrit, en lecture et en écriture. Jonathan Bolduc est actuellement professeur adjoint à la Faculté d'éducation de l'Université d'Ottawa.

Caroline Bouchard, Ph.D., est psychologue, professeure-chercheure au Département d'éducation et pédagogie et directrice des programmes en éducation à la petite enfance à l'Université du Québec à Montréal. Elle est titulaire d'une maîtrise et d'un doctorat en psychologie du développement de l'enfant de l'Université Laval, ainsi que d'un post-doctorat en orthophonie de l'Université de Montréal et de l'Hôpital Sainte-Justine. Ses travaux de recherche portent sur la prosocialité et le langage chez les enfants en situation de résolution de problèmes interpersonnels. Dans ces champs particuliers, tout comme pour l'étude du développement global de l'enfant, elle s'intéresse aux différences garçons-filles. Elle est cochercheure dans l'équipe de recherche *Petite enfance et qualité des services de garde éducatifs*. Elle enseigne présentement à la formation initiale et continue des éducatrices, des conseillères pédagogiques et des gestionnaires en services de garde éducatifs; elle possède d'ailleurs une expérience comme éducatrice en centre de la petite enfance.

Monique Brodeur est professeure au Département d'éducation et formation spécialisées et vice-doyenne à la recherche à la Faculté des sciences de l'éducation de l'Université du Québec à Montréal. Ses travaux portent sur le développement professionnel des enseignants en lien avec l'adaptation scolaire, la prévention des difficultés d'apprentissage en lecture et l'autorégulation de l'apprentissage.

Gilles Cantin est professeur-chercheur au Département d'éducation et pédagogie à l'Université du Québec à Montréal. Il a complété un doctorat en psychopédagogie à l'Université de Montréal. Dans ses recherches, il s'intéresse à la relation parent-éducatrice dans les services de garde à l'enfance ainsi qu'aux pratiques éducatives, notamment en matière de soutien au développement langagier et de la littératie. Il est membre de l'équipe de recherche *Petite enfance et qualité des services de garde éducatifs* qui mène des travaux sur le développement de l'enfant en divers milieux éducatifs. Auparavant, il a été pendant plusieurs années enseignant au Département de techniques d'éducation à l'enfance du Cégep de Saint-Jérôme, où il a été en charge de divers cours traitant de l'intervention éducative auprès de jeunes enfants dans les services de garde.

Annie Charron, Ph.D., est professeure et chercheure en didactique des premiers apprentissages au préscolaire à l'Université du Québec à Montréal. Elle est titulaire d'une maîtrise et d'un doctorat en didactique du français de l'Université de Montréal, et elle a réalisé un stage post-doctoral dans l'équipe du CREFI-EURED à l'Université de Toulouse-Le Mirail. Ses travaux de recherche portent sur les pratiques enseignantes d'éveil à l'écrit, notamment sur la démarche didactique des orthographes approchées et sur l'appropriation de la langue écrite chez les jeunes enfants. Elle est cochercheure au sein de l'équipe de recherche *Petite enfance et qualité des services de garde éducatifs,* qui travaille sur le développement de l'enfant qui fréquente un service de garde éducatif ou la maternelle. Elle enseigne les cours liés à l'éducation préscolaire dans le cadre du baccalauréat en éducation préscolaire et enseignement primaire. De plus, elle offre des formations en émergence de l'écrit aux enseignants et aux orthopédagogues dans le cadre de congrès professionnels et dans différentes commissions scolaires du Québec.

Carine Chartrand, Ph.D., est psychologue à la Clinique des troubles de l'attention de l'Hôpital Rivière-des-Prairies et psychologue associée au Centre de consultation psychologique et éducationnelle, où elle évalue des enfants présentant des difficultés de concentration, d'apprentissage, ainsi que des problèmes de comportement. Elle s'intéresse particulièrement au dépistage précoce ainsi qu'au développement de programmes d'intervention cognitive et comportementale auprès d'enfants d'âge préscolaire.

Bérangère de Grandmont-Bernard est orthophoniste en mission CLSC au CSSS de Papineau, en Outaouais. Elle œuvre depuis quelques années déjà auprès d'enfants d'âge préscolaire ayant des problématiques langagières diverses. Impliquée dans le projet Jouons avec Cornemuse et ses amis depuis sa création, ses intérêts portent sur la prévention des retards de langage chez les enfants vivant en contexte de vulnérabilité ainsi que sur la mise en place de moyens permettant davantage l'implication des adultes significatifs pour l'enfant dans le processus de thérapie orthophonique.

Chantal Desmarais est linguiste et orthophoniste. Elle a obtenu son doctorat en médecine expérimentale de l'Université Laval et est actuellement professeure adjointe au programme de maîtrise en orthophonie de cette même université. Elle est rattachée au Centre interdisciplinaire de recherche en réadaptation et intégration sociale. Ses intérêts de recherche portent principalement sur le développement normal et sur les troubles de la compréhension du langage chez l'enfant.

Éric Dion est professeur au Département d'éducation et de formation spécialisées à l'Université du Québec à Montréal. Il y dirige également le laboratoire des stratégies d'enseignement basées sur la recherche. Ses recherches portent sur la prévention des difficultés d'apprentissage en lecture chez les jeunes élèves du primaire de milieux défavorisés ainsi que sur le développement et la validation empirique de stratégies d'enseignement efficaces et peu dispendieuses pour les classes de première et de deuxième année.

Joell Eryasa est titulaire d'un baccalauréat en psychologie de l'Université du Québec à Montréal. Elle s'intéresse à l'impact de la qualité des services de garde sur les habiletés sociocommunicationnelles des enfants qui les fréquentent. Elle s'intéresse également au transfert des connaissances, à l'enseignement et à la formation des éducatrices.

Catherine Gosselin est professeure au Département d'éducation et formation spécialisées de l'Université du Québec à Montréal. Impliquée dans la formation des enseignants, notamment en adaptation scolaire, elle s'intéresse au développement de l'enfant, à l'attachement, aux relations des enseignants avec les élèves, ainsi qu'aux troubles de comportement.

Anne-Sophie Gousse-Lessard est étudiante au baccalauréat en psychologie à l'Université du Québec à Montréal. Ses intérêts de recherche portent sur l'apprentissage et les comportements sociaux.

Marie-Claude Guay, Ph. D., est professeure au Département de psychologie à l'Université du Québec à Montréal. Elle est également chercheure régulière au Centre Jeunesse de Montréal-Institut universitaire (CJM-IU) et chercheure associée à l'Hôpital Rivière-des-Prairies. Ses intérêts de recherche portent sur les liens entre le développement de l'enfant et la qualité de son environnement (occasions d'apprentissage, types d'interactions parents-enfants, stratégies éducatives, etc.). Elle élabore et évalue aussi l'efficacité de programmes d'intervention novateurs conçus pour répondre aux besoins particuliers des enfants et des familles qui cumulent plusieurs facteurs de risque psychosociaux (monoparentalité, pauvreté, faible scolarité des parents, etc.), des enfants qui présentent des problèmes d'adaptation ou de ceux qui présentent des troubles d'apprentissage.

Christa Japel est professeure au Département d'éducation et de formation spécialisées à l'Université du Québec à Montréal. Elle est chercheure associée au Groupe de recherche sur l'inadaptation psychosociale chez l'enfant (GRIP) et membre de l'équipe qui mène l'Étude longitudinale du développement des enfants du Québec (ELDEQ). Ses recherches portent sur la qualité des milieux de garde et leur contribution au développement psychosocial de l'enfant, ainsi que sur les interventions qui permettent d'améliorer la qualité des services de garde prodigués aux jeunes enfants.

Pascal Lefebvre est orthophoniste et professeur adjoint au programme d'audiologie et d'orthophonie de l'Université d'Ottawa. Ses études doctorales réalisées à l'Université de Montréal ont été subventionnées par le Programme canadien des cliniciens-chercheurs en santé de l'enfant, par l'Université Laval et par Abitibi-Consolidated. Ses activités de recherche scientifique portent sur le développement de la conscience phonologique, les interventions en matière de prévention des difficultés de lecture et d'écriture et les facteurs environnementaux qui influencent le développement du langage et de l'éveil à l'écrit.

François Meyer est médecin épidémiologiste, rattaché au centre de recherche du Centre hospitalier universitaire de Québec. Il a été formé en médecine à Lyon, en France, et en épidémiologie à l'Université Harvard. Il est professeur titulaire au Département de médecine sociale et préventive de l'Université Laval. Ses travaux de recherche portent principalement sur les facteurs de risque et sur les facteurs pronostiques des cancers.

Luc Reid, Ph. D., est professeur au Département de psychologie de l'Université du Québec à Montréal. Ses intérêts de recherche portent sur le développement de la cognition sociale chez les enfants. Il s'intéresse plus particulièrement au développement des théories de l'esprit, c'est-à-dire l'explication et la prédiction des comportements d'autrui sur la base de leurs désirs et de leurs croyances.

Nancie Rouleau est neuropsychologue. Elle a complété sa formation doctorale à l'Université de Montréal et a réalisé deux internats en neuropsychologie en Europe. Elle est professeure adjointe à l'École de psychologie de l'Université Laval et est rattachée au Centre de recherche Université Laval-Robert Giffard. Ses intérêts de recherche portent sur la neuropsychologie clinique de l'enfant, plus précisément sur la psychopathologie cognitive développementale, le trouble déficitaire de l'attention/hyperactivité (TDA/H) et le développement normal de l'attention.

Emmanuelle Roy est titulaire d'une maîtrise professionnelle en orthophonie (MPO) et d'une maîtrise en histoire (M.A.) de l'Université de Montréal. Elle travaille actuellement comme orthophoniste aux Services de réadaptation L'Intégrale, un centre de réadaptation en déficience intellectuelle et troubles envahissants du développement de l'île de Montréal.

Frédéric Saulnier, B.Sc.O., détient un baccalauréat en orthophonie de l'École d'orthophonie et d'audiologie de l'Université de Montréal. Il y complète actuellement sa maîtrise en orthophonie et y effectue un travail dirigé portant sur la pragmatique manifestée et perçue chez les enfants de 4 ans fréquentant un centre de la petite enfance.

Julie Senécal pratique comme orthophoniste auprès des enfants du préscolaire depuis 18 ans. Elle travaille actuellement au CSSS de Gatineau, mission CLSC. Son expérience auprès des familles provenant de diverses communautés socioculturelles l'a convaincue de la nécessité de trouver des moyens novateurs pour venir en aide aux jeunes enfants et à leur famille. Julie est l'instigatrice et la responsable du projet Jouons avec Cornemuse et ses amis.

Deborah C. Simmons est professeure en Éducation spécialisée au Département de psychologie de l'éducation au Texas A&M University. Ses recherches portent sur la prévention des difficultés en lecture, notamment au préscolaire. Elle a mis en place de nombreuses interventions en classe visant à développer la conscience phonologique des jeunes enfants, ainsi que des programmes destinés à développer leur vocabulaire.

Ann Sutton, Ph. D., est professeure agrégée à l'École d'orthophonie et d'audiologie de la Faculté de médecine de l'Université de Montréal. Orthophoniste de formation, Dre Sutton s'intéresse à l'acquisition du langage chez le jeune enfant. Ses recherches portent sur le développement du langage (le vocabulaire, la grammaire, la phonologie) chez les enfants sans déficience et sur la représentation du langage dans différentes modalités (orale et graphique).

Audette Sylvestre est orthophoniste et elle est titulaire d'un doctorat en sciences cliniques de l'Université de Sherbrooke. Elle est professeure agrégée au programme de maîtrise en orthophonie de l'Université Laval et est rattachée à l'axe de recherche évaluative et clinique du Centre de recherche Université Laval-Robert Giffard. Cette chercheure est reconnue pour son expertise dans le domaine des modèles multifactoriels du développement langagier et ses travaux sur le développement langagier normal et pathologique.

Mélissa Tremblay est étudiante au doctorat en psychologie, profil intervention et recherche, dans la section cognitive et comportementale, à l'Université du Québec à Montréal; elle étudie sous la direction de Nathalie Bigras. Son projet doctoral vise à mieux comprendre le rôle de l'environnement familial dans le développement cognitif et langagier des enfants qui fréquentent un service de garde éducatif (CPE et service de garde en milieu familial) depuis leur première année de vie.

Natacha Trudeau est orthophoniste depuis 1993 et a obtenu un doctorat en sciences biomédicales (option orthophonie) de l'Université de Montréal en 1999. Elle est aujourd'hui chercheure-boursière du FRSQ au Centre hospitalier universitaire Sainte-Justine et professeure agrégée à l'École d'orthophonie et d'audiologie de l'Université de Montréal. Ses travaux de recherche portent principalement sur le développement du langage en français québécois et sur la suppléance à la communication orale.

Anie Vachon est orthophoniste en mission CLSC (0-4 ans) au CSSS des Collines, en Outaouais. Elle est également titulaire d'un baccalauréat en musique et d'une maîtrise en didactique de la musique. Ses intérêts concernent la prévention des retards de langage et des difficultés d'apprentissage du langage écrit, les pratiques éducatives pouvant favoriser le langage et la littératie en services de garde et les effets de l'apprentissage de la musique chez les enfants d'âge préscolaire sur le développement d'habiletés reliées à la lecture et à l'écriture.

Sylviane Veillette est étudiante au baccalauréat en psychologie à l'Université du Québec à Montréal. Elle travaille pour le projet JEMVIE, sous la direction de Nathalie Bigras, et s'est jointe depuis peu à l'équipe de Caroline Bouchard dans le cadre du projet Prosocialité et pragmatique des enfants de quatre ans qui fréquentent un CPE. Elle s'intéresse à l'importance de la lecture et de la littératie en bas âge.

Delphine Vuattoux est étudiante au doctorat en psychologie scolaire à l'Université du Québec à Montréal. Elle s'intéresse au développement de programmes visant à améliorer et à enrichir le vocabulaire en prématernelle et en milieu de garde des jeunes enfants issus de milieux défavorisés.

Index

Recyclé
Contribue à l'utilisation responsable des ressources forestières
www.fsc.org Cert no. SGS-COC-003153
© 1996 Forest Stewardship Council
FSC

MARQUIS
Marquis Imprimeur Inc.

Québec, Canada
2010

Imprimé sur du papier Silva Enviro 100% postconsommation traité sans chlore, accrédité Éco-Logo et fait à partir de biogaz.

CHOIX ENVIRONNEMENTAL · ENVIRONMENTAL CHOICE

PROCESSED CHLORINE FREE · PROCÉDÉ SANS CHLORE

PERMANENT

BIO GAZ
ÉNERGIE